Naturheilkundliche Behandlung von Allergien

Heike Fabry

BoD - Books on Demand

Naturheilkundliche Behandlung von Allergien

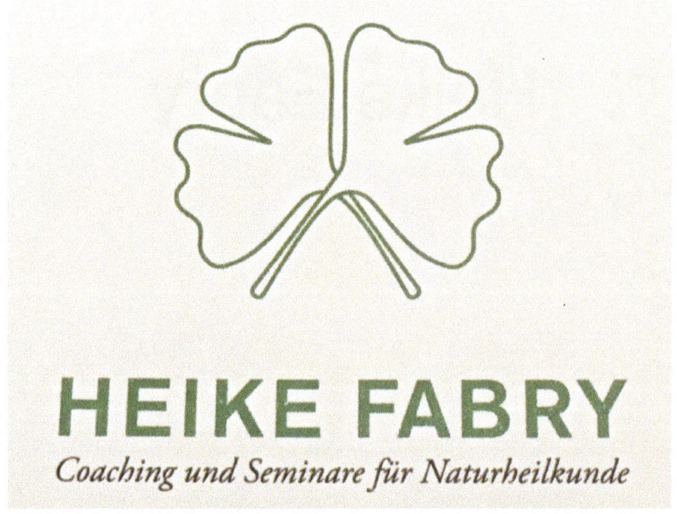

Heike Fabry

MIX
Papier aus verantwortungsvollen Quellen
Paper from responsible sources
FSC® C105338

FSC
www.fsc.org

Bibliographische Information der Deutschen Bibliothek:

Die Deutsche Bibliothek verzeichnet diese Publikation in der Deutschen Nationalbibliographie; detaillierte bibliographische Daten sind im Internet über http://dnb.ddb.de abrufbar.

1. Auflage 2021 © Heike Fabry
Fotos: © Heike Fabry

Herstellung und Verlag: BoD - Books on Demand, Norderstedt
ISBN: 978-3-7534-4641-7

Liebe Leserin, lieber Leser!

Dieser kleine Ratgeber soll Ihnen Impulse geben, Allergien und allergische Reaktionen naturheilkundlich zu betrachten.

Das bedeutet nicht, dass chemische Mittel wie Antiallergika (z.B. Cetirizin oder Loratadin) oder auch Kortikoide abzulehnen sind. Aber ich kann in vielen Fällen die Anwendung zeitlich und in der Häufigkeit beschränken oder sie mit naturheilkundlichen Mitteln unterstützen.

Die Mittel sind sicherlich nicht vollständig, es gibt noch sehr viel mehr, was für den einen oder die andere hilfreich sein kann. Wenn Sie nicht weiterkommen, sprechen Sie mit Ihrem/Ihrer naturheilkundlich orientierten Arzt/Ärztin oder Apotheker/Apothekerin oder Heilpraktiker/ Heilpraktikerin.

Über Fragen und Anregungen freue ich mich immer:

mail@naturheilkundecoach.de

Allergie

Bei einer Allergie kommt es zu einer veränderten Reaktionsfähigkeit des Immunsystems gegenüber eigentlich unschädlichen Stoffen. Dies wird begleitet von immer stärker werdenden schädlichen Umwelteinflüssen wie Abgase, Elektrosmog, steigende Ozonwerte, UV-Strahlung, Schwermetalle und Pestizide sowie Stress. All dies fordert unser Immunsystem in immer stärkerem Maße heraus.

Nicht nur in Deutschland sind allergische Erkrankungen auf dem Vormarsch:

- 30 % der Bevölkerung leiden an einer Allergie
- 15 % der Bevölkerung leiden an einem atopischen Ekzem
- 20 % der Bevölkerung leiden an Nahrungs- mittelintoleranzen

Allergien können einen saisonalen Bezug haben, sind aber mittlerweile das ganze Jahr über präsent. Wir starten in Dezember/Januar mit Erle und Haselnuss, Gräser begleiten uns ab dem Frühsommer bis in den späten Herbst und das Jahr endet mit Brennnessel, Beifuß und Ambrosia. Dazu kommt immer häufiger der Hausstaub, besonders in den Herbst- und Wintermonaten. Durch die Heizungsluft trocknet der Kot der Hausstaubmilben schnell und wird aufgewirbelt, so dass er in die Atemluft gelangt.

Allergien können sich in unterschiedlichen Orten

zeigen: Haut, Augen, Nasen-Rachenraum, Bronchialschleimhaut oder Magen-Darm-Trakt.

Wenn es möglich ist, ist die beste Methode natürlich das Vermeiden von Allergenen, dies ist aber nur selten möglich.

Hilfreich sind folgende Tipps:

- Vor dem Schlafengehen Haare waschen und duschen
- Getragene Kleidung nicht im Schlafzimmer ausziehen und lagern
- Auf Teppiche, Vorhänge und Kuscheltiere verzichten
- Staubsauger mit Pollenfilter
- Fenster nachts schließen
- Wöchentlicher Wechsel der Bettwäsche und waschen der Inlets bei 60 Grad
- Augenkompressen und Nasendusche verwenden
- Pollenflugvorhersagen nutzen

Allergien und Darmgesundheit

Mittlerweile sehen viele Therapeuten einen Zusammenhang zwischen der Darmbesiedlung mit Keimen und der Neigung zu Allergien.

Unsere Darmbakterien haben ganz viele unterschiedliche Funktionen:

- Verdauung
- Produktion von Vitaminen (Vitamin D_3)
- Steuerung von Hormonen (Dopamin, Serotonin, Melatonin)
- Abwehr von Krankheitserregern
- Versorgung und Pflege der darunterliegenden Darmschleimhaut
- Training des Immunsystems: so soll der Darm bei der Unterscheidung zwischen Gut und Böse mitspielen. Dies führt dann zu Toleranz oder Abwehr des „Eindringlings". Kann das Immunsystem diese Entscheidung nicht richtig treffen, können sich auf dieser Grundlage Allergien oder Autoimmunerkrankungen entwickeln.

Interessant ist, dass der Darm – oder die Darmbakterien – ca. 70% des Immunsystems ausmachen.

Normalerweise sind die guten und bösen Darmbakterien im Gleichgewicht und ausbalanciert. Ist dies nicht der Fall, sprechen wir von Dysbiose.

Mögliche Auslöser für eine Dysbiose können sein:
- Streß: durch den erhöhten Kortisolspiegel kommt es zu einer Mikrobiomverschiebung.
- Falsche Ernährung/Alkohol
- Medikamente
- Konservierungs-/Zusatzstoffe

In der Folge kommt es zu:
- Toxinfreisetzung durch Fehlbesiedlung
- Das System wird instabil
- Die Darmbarriere wird geschädigt und durchlässig

Grund für die überschießende Immunantwort bei Allergikern ist der Mangel an den sog. regulatorischen T-Zellen, die ein wichtiger Teil des Immunsystems sind. Bei einem Allergenkontakt sorgen sie dafür, dass die Immunantwort im Rahmen bleibt und eben nicht überreagiert. In der Dysbiose werden aber eben diese Zellen zu wenig oder gar nicht produziert. So kann die Immunantwort nicht mehr kontrolliert und begrenzt werden, es kommt zur allergischen Reaktion.

Die allergische Reaktion findet sich jetzt nicht nur in den Atemwegen, sondern kann im Prinzip unseren ganzen Körper betreffen:
- Lunge -> Asthma, Allergien
- Gehirn -> Autismus, Depressionen, Parkinson, Angststörungen
- Haut -> Neurodermitis, Ekzeme, Allergien, Lupus

- Stoffwechsel -> Diabetes, Übergewicht
- Darm -> Morbus Crohn, Colitis ulcerosa, Reizdarm
- Blutgefäße -> Blutdruck
- Knochen -> Rheuma, Arthritis, Multiple Sklerose

Dies soll jetzt nicht bedeuten, dass alle diese genannten Erkrankungen durch eine sog. Symbioselenkung oder einen Darmaufbau heilbar sind. Aber es ist möglich, über den Darm regulierend einzugreifen und die Lebensqualität zu verbessern.

Heuschnupfen

Der Fachbegriff lautet Pollinosis.

Es liegt in der Regel eine Überempfindlichkeit auf pflanzliche Pollen vor. Im Volksmund wird dieser Begriff aber auch für weitere Überempfindlichkeiten benutzt.

Es kommt meist zu folgenden Symptomen: Fließschnupfen, Bindehautentzündung, Kitzelreiz auf diversen Schleimhäuten, evtl. kann es zu asthmatischen Reaktionen kommen.

<u>Zum Einnehmen</u>

Absinthium D1/ Resina laricis D3 Weleda

- Diese Mischung wirkt tonisierend, durchwärmend, allgemein resistenzsteigernd.
- Sie ist sowohl prophylaktisch als auch akut anwendbar.
- Prophylaxe Gabe: nur einmal täglich
- akute Anwendung:
    Erwachsene -> 5-10 Tropfen mehrmals täglich
    Kinder < 12 Jahre -> 3-7 Tropfen mehrmals täglich

Arundo donax

Wasserrohr

- Ein bewährtes Mittel bei Heuschnupfen.
- Man findet Brennen und Jucken in und hinter den Ohren.
- Gaumen und Augen jucken stark.
- Begleitend kann ein Husten mit Atemnot auftreten.

Calcium/Quercus Globuli WALA

Mittel mit Calcium und Eichenrinde

- bei allergischer Hyperreagibilität im Bronchialbereich, allergischem Asthma,
- akut allergischen Haut- und Schleimhautreaktionen (Urticaria, allergisches Kontaktekzem)
- sowohl bei trockenen als auch bei nässenden Ekzemen
- Eiweiß-basierte Allergien
- stabilisiert die Abwehrbarrieren von Haut und Schleimhaut, reguliert Überreaktionen
- 3-12 mal täglich 10 Globuli über 2 bis 4 Wochen, dann Auslassversuch

Galphimia glauca

Galphimia

- Mittel bei Heuschnupfen und div. allergischen Beschwerden
- Lindert Juckreiz, Niesreiz, tränende Augen und Kopfweh

Gencydo 0,1% Ampullen Weleda

Mittel aus Quitte und Zitrone

- prophylaktisch oder akut
- reguliert überschießende Flüssigkeitsprozesse
- Beginn der Prophylaxe sollte ca. 4-6 Wochen vor Allergenexposition sein
- Inhalation über Pari-Boy o.ä. möglich

Heuschnupfenmittel DHU Tabletten

u.a. mit Luffa, Cardiospermum und Galphimia

- bei allen Symptomen an Auge, Nase und Rachen
- kann sehr gut auch mit chem. Mitteln kombiniert werden, um Spitzen zu kappen

Mucosa comp Ampullen Heel

homöopathisierte Schleimhautfraktionen des gesamten Körpers

- immunstimulierend, funktionsnormalisierend, stärkt die Barrierefunktion
- 1-3 mal täglich im hochakuten Zustand bis 2 mal wöchentlich; auch prophylaktisch

Allium cepa

Küchenzwiebel

- Fließschnupfen mit scharfen Sekret aus der Nase, Tränen sind dagegen mild; begleitet von Kopfschmerz, Husten, Heiserkeit
- Brennen auf den Schleimhäuten von Mund, Nase und Rachenraum
- Augen lichtempfindlich
- Niesen beim Hineingehen
- Kehlkopfkitzeln mit Atembeschwerden

Aralia racemosa

Narde

- asthmatische Zustände mit Husten, der von Kitzeln im Hals begleitet wird
- scharfes Sekret fließt aus der Nase
- häufiges Niesen
- Verschlimmerung nachts gegen 24.00 Uhr
- Husten stärker ausgeprägt als bei Allium

Arsenicum album

weißes Arsenik

- brennende Augen mit scharfem Tränenfluss, schmerzhaft
- Lider sind gerötet und schuppig
- Lichtempfindlichkeit
- Niesen bringt keine Erleichterung
- Nase brennt und blutet leicht
- seelischer Zustand: „Das bringt mich um, mir ist soooo elend!"

Pulsatilla

Küchenschelle

- Symptome schnell und häufig wechselnd
- alle Beschwerden besser an der frischen Luft und im Freien
- juckende und brennende Augen mit dicklich gelber Absonderung, die Lider sind entzündet und verklebt
- alle Absonderungen dick-sahnig, evtl. gelblich-grün, aber milde und nicht ätzend
- durstlos, launisch, fröstelnd, trostbedürftig

Sabadilla

Läusekörner

- betroffen sind immer Nasen- und Tränen-drüsenschleimhäute
- Augenlider rot und brennend
- kälteempfindlich, Frösteln
- krampfartiges Niesen mit Fließschnupfen

Sanguinaria

Kanadische Blutwurz

- besondere Affinität zu den Schleimhäuten der Atemwege
- Heuschnupfen mit Nasenpolypen
- rechtsseitiger Kopfschmerz
- Husten ausgelöst durch Kitzeln hinter dem Brustbein, begleitet von Stimmlosigkeit
- übelriechende, gelbliche Absonderungen
- Wangen gerötet

<u>Lokale Anwendung am Auge</u>

Euphrasia Augentropfen, WALA oder Weleda

Augentrost

- bei geröteten und entzündeten Augen mit viel Tränenfluss
- Sekret ist klar und brennend
- auch als Augenkompresse verwendbar (als Alternative zum Teeaufguss)

Euphrasia comp. Augensalbe Weleda

Homöopathische Augensalbe mit Euphrasia, Echinacea und Calendula

- Auch zur Lidpflege oder bei Gerstenkörnern

Echinacea/Quarz Augentropfen, WALA

- bei allergischer Bindehautentzündung, die einen Hang zur bakteriellen Entgleisung hat oder die mit Euphrasia nicht ausreichend therapierbar ist

Gencydo 0,1% Augentropfen, Weleda

Eine Mischung aus Zitronensaft und Quitte, die eine Schleimhaut abschwellende Wirkung hat, sie nimmt den Reiz und mindert so die Tränenproduktion.

Kornblumenblütenspray

- Als Augenkompresse

Allergika °Augenlidpflege

- Wirkstofffreie beruhigende Augencreme

Lokale Anwendung in der Nase

Heuschnupfenspray, Weleda

Eine Mischung aus Zitronensaft und Quittenextrakt mit einer stark zusammenziehenden und Schleimhaut abschwellenden Wirkung.

Das Fließen wird reduziert.

Luffeel Nasenspray, Heel

Es enthält Luffa, Sulfur, Histamin u. a. in unterschiedlichen Potenzen.

- Wirkt durch die Histaminkomponente besonders gut bei Heuschnupfen, ist aber auch für andere Schnupfenarten geeignet.

Rinupret Pflege Nasenspray Bionorica

- hypertone Meersalzlösung mit Zusätzen von Aloe vera und Eucalyptusöl
- abschwellend ohne Gewöhnungseffekt
- pflegend

<u>Anderes</u>

Spagyrik-Mischung bei Heuschnupfen

Allium cepa

Aralia

Cardiospermum

Propolis

Cistus

Euphrasia

Galphimia glauca

Hydrastis

Berberis

Luffa

Diese Mischung kann bei Bedarf noch individualisiert
  werden.

Allergie, allgemein

Hier geht es vor allem um die allergischen Erscheinungen im Hautbereich. An Symptomen treten auf: Juckreiz, Rötungen, Schwellungen, Bläschenbildung, Schmerzen u.v.m..

Interessant ist, dass Blüten-, Gräser- oder Baumpollen nicht nur die klassischen Allergien im Auge-Nasen-Bereich hervorrufen, sondern auch die Haut als Eintrittspforte nutzen können. Hier verursachen sie dann Irritationen und Juckreiz.

In diesem Kapitel verorten wir auch die Neurodermitis und das atopische Ekzem.

Apis
Honigbiene

- bei Schwellung und Rötung wie nach einem Stich oder Biss
- Entzündungszeichen: Rötung, Schwellung, Schmerz

Arundo donax
Wasserrohr

- Juckende Kopfhaut, Pustelbildung
- Ekzeme hinter oder in den Ohren
- Juckende und kribbelnde Ekzeme am Körper

- Risse in Fingern und Fersen

Graphites
Reißblei

- Feuchter und juckender Ausschlag auf der Kopfhaut
- Lidekzeme
- In den Ohren trocken und juckend, außen feucht und nässend
- Nasenekzem
- Gesamte Haut rau, hart und trocken, aber ohne Ausschlag
- Hang zu Eiterungen

Sulfur
Schwefel

- Großes Hautmittel
- Trockene und harte Haut und Haare, sieht ungesund und schmutzig aus
- Juckend und brennend
- Pickeliger Ausschlag, Pusteln und Rhagaden
- Körperöffnungen gerötet

urtica

Brennnessel

- bei Ausschlag wie nach Brennnesselkontakt
- Nesselfieber
- Reaktionen auf Arzneimittel

viola

Stiefmütterchen

- Hauptmittel bei Kinderekzemen und Kopfgrind
- Haut juckt unerträglich
- Ausschlag mit Brennen und Jucken
- Dicke Borken, die aufreißen und Eiter abgeben

Rhus toxicodendron

Giftsumach

- Bläschenausschlag auf roter Haut, eventuell kommt es im weiteren Verlauf zu eiternden Bläschen
- es herrscht ein starker Juckreiz vor
- Herpes

Natrium chloratum

Natriumchlorid, Kochsalz

- wenn der Bläschenausschlag durch Sonne oder bei verminderter Immunabwehr auftritt, wie z.B. bei Mallorca -Akne oder Nesselsucht
- der Bläscheninhalt ist meist klar und ungefärbt

Calcium/Quercus Globuli WALA

Mischung aus Calcium und Eichenrinde

- bei allergischer Hyperreagibilität im Bronchialbereich, allergischem Asthma,
- bei akut allergischen Haut- und Schleimhautreaktionen (Urticaria, allergisches Kontaktekzem)
- sowohl bei trockenen als auch bei nässenden Ekzemen
- Eiweiß-basierte Allergien
- stabilisiert die Abwehrbarrieren von Haut und Schleimhaut, reguliert Überreaktionen

Cutacalmi Globuli Heel

Hom. Globulimischung mit Centella asiatiaca, Graphites, Sulfur, Thuja und Viola

- Es wird angewendet bei juckenden und schuppenden Ekzemen bes. bei Kindern ab 6 Monaten.
- Auch für Milchschorf.
- 3-12 mal täglich 10 Globuli über 2 bis 4 Wochen, dann Auslassversuch

Urtica comp. Globuli WALA

- bei Ekzemen aufgrund von Stoffwechselstörungen, Juckreiz, allergischen Hautreaktionen jeder Art
- 3 x 10 Globuli
- wirkt durch Kombination von pflanzlicher, mineralischer und tierischer Komponente umfassend sowohl auf das Bindegewebe der Haut sowie auf die Schleimhäute im Magen-Darm-Trakt und damit auf das Immunsystem

Heel-Kombinationstherapie

- gleichzeitige Anwendung von Engystol Tabletten (3x1) zur allgemeinen Abwehrsteigerung und Schwef-Heel Tropfen (3x10) zur Ausleitung über die Haut, Anregung der Abwehrmechanismen, bes. bei chronischen Hauterkrankungen

Spagyrische Mischung bei allergischen Hauterscheinungen

Cardiospermum

Vinca minor

Viola

Thuja

Calcium fluoratum

Natrium chloratum

Dolichos pruriens

Caladium seguinum

Cutis comp. Heel

Spagyrische Mischung bei Sonnenallergie

Cardiospermum

Vinca minor

Viola

Fagopyrum

Hypericum

Natrium chloratum

Dermaveel Salbe Heel

- Natürliche juckreizstillende Pflege mit dem pflanzlichen Stoff Ectoin

Dexyane med Creme Ducray

- Wirkstofffreie Salbe bei Neurodermitis und Ekzemen
- Lindert den Juckreiz, spendet Feuchtigkeit und hilft bei der Wundheilung
- Brennt auch auf offenen Hautstellen nicht!

Halicar Salbe DHU

- Salbe mit dem „homöopathischen Cortison"
  Cardiospermun
- Wirkt gegen Entzündungen, lindert Juckreiz
  und Rötungen

Quercus Salbe WALA

- Salbe mit Borretsch, Hamamelis und
  Eichenrinde
- Bei Veränderungen auf Haut und Schleimhaut,
  regeneriert die Hautbarriere und hilft bei
  chronisch entzündlichen Prozessen

Rosatum Heilsalbe WALA

- Salbe auf Kieselsäurebasis mit äth. Ölen von
  Rose und Geranie
- Anzuwenden bei Hautentzündungen,
  Pilzerkrankungen, Neurodermitis, Ekzem,
  Juckreiz

Hautpflege

- grundsätzlich nur wenige ausgewählte Produkte verwenden und so selten wie möglich wechseln
- auch in symptomfreien oder symptomarmen Zeiten die Basispflege nicht vernachlässigen
- keine Wolle oder hautreizende Textilien tragen
- mögliche Pflegeprodukte: Imlan, Produkte mit Linolensäure, La Mer med, Sorion, Dermasence u.a.

Weitere naturheilkundliche Möglichkeiten allgemeiner Natur

Symbioselenkung/Darmaufbau

Colibiogen Tropfen

E.coli

- Abwehrsteigerung, Stärkung der Barrierefunktion

Symbioflor-Präparate

Darmkeime

- gezielter, über einen längeren Zeitraum angelegter Aufbau einer intakten Darmflora; damit Stärkung des Immunsystems und der Barrierefunktion

Omnibiotik°-Produkte/Kijimea°-Produkte

- Probiotische Keime zur Regulation der Darmflora und damit für ein intaktes Immunsystem

34

Phoenix Entgiftungstherapie

- umfassende Ausleitung über Haut, Leber, Niere und Lymphe;
- Normalisierung überschießender Prozesse, Entgiftung, Abwehrsteigerung

Spagyrisches Zell-Recycling

- **Ausleitung** und Entgiftung sowie anschließender Aufbau über spagyrische Essenzen

Spagyrische Individual-Entgiftung

Wird speziell für Sie nach Ihren Bedürfnissen angefertigt

Nahrungsergänzungsmittel

Zink

- 15-25 mg pro Tag, möglichst nüchtern einnehmen
- Zink verringert die Histaminfreisetzung und stabilisiert Immunzellen

Vitamin C

- 1000-3000 mg pro Tag
- Wirkt entzündungshemmend und senkt den Histaminspiegel

Nachtkerzen- oder Borretschsamenöl

- Wirken membranstabilisierend und antientzündlich
- Wirkstoff ist Gammalinolensäure
- Anwendung innerlich und äußerlich
- Dosierung: innerlich bis 12 Jahre, 150-1000mg/Tag (45mg/kg KG) ab 1 Jahr, bei Erwachsenen 1000-2500 mg /Tag

Vitamin D

Vitamin D ist bekannt als das Hormon/Vitamin für den Knochenstoffwechsel, erfüllt aber noch viel mehr Aufgaben im menschlichen Körper.

Heute weiß man, dass es nicht nur in den Knochen vorkommt und benötigt wird, sondern in fast jeder einzelnen Körperzelle, vor allem auch in den Nervenzellen.

Folgende Rollen spielt es im menschlichen Organismus:

- Knochenstoffwechsel: stabile Knochen

- Gehirn: Vorbeugung von Nervenerkrankungen und Depressionen

- Herz/Kreislauf: Blutdruckregulation; Senkung des Risikos für Herzinfarkt und Schlaganfall
- Leber: hier ist der Hauptumschlagplatz für das Vitamin D neben der Haut
- Bauchspeicheldrüse: beeinflusst hier positiv die Insulinproduktion

- Muskeln: steigert die Muskelkraft

- Immunsystem: Schutz vor Infekten und Entzündungen; unterstützend bei Autoimmunerkrankungen (M. Crohn, Colitis ulcerosa, rheumatoide Arthritis,

Hashimoto, Multiple Sklerose, Allergie, Asthma u.a.)

Dosierung (optimalerweise nach Blutspiegelbestimmung, um Überdosierungen zu vermeiden): bis 4000 I.E. pro Tag für ca. 75 kg/KG

Nahrungsmittelunverträglich-keiten

Nahrungsmittelunverträglichkeiten werden immer häufiger. Sie werden bei dem Verzehr bestimmter Lebensmittel oder Inhaltsstoffe mehr oder weniger reproduzierbar ausgelöst.

Sie können, müssen aber nicht durch eine immunologische Reaktion gekennzeichnet sein. Das bedeutet, dass nicht immer das Immunsystem, sondern z.B. auch der Stoffwechsel, fehlende Enzyme oder keine bekannte Ursache der Problemfall ist.

In der Regel ist die einzige wirksame Therapie der Verzicht auf den auslösenden Stoff/das auslösende Nahrungsmittel.

Bei den Fällen Fruktose, Lactose oder Histamin gibt es aber Produkte, die im Bedarfsfall – nicht zur Daueranwendung! – Hilfe und Linderung bieten.

Laktoseunverträglichkeit

Diesen Menschen fehlt das Enzym Lactase, das den in Milchprodukten enthaltenen Milchzucker in Galactose und Glucose spaltet.
Diese Enzym kann man z.B. bei einem Restaurantbesuch o.ä. vor dem Essen zu sich

nehmen.
Die Einheit wird in FCC (Food chemical codex)
angegeben. Meist wird mit ca. 1000 FCC pro 5 g
Lactose gerechnet.
Die Einnahme erfolgt kurz vor oder zu der Lactose-
haltigen Mahlzeit.

Fruktoseunverträglichkeit

Fruchtzucker finden wir leider nicht nur direkt in
Obst oder Obstprodukten, sondern auch in vielen
fertig zubereiteten Lebensmitteln.

Wir müssen unterscheiden in eine genetisch
bedingte, absolute Unverträglichkeit, die nur durch
den kompletten Verzicht lebbar ist und der
darmassozierten erworbenen Unverträglichkeit.
Letztere führt zu Reaktionen etwa ab 25 g Fruktose.

Oft ist sie die Folge von einer sehr hohen
Fruktosezufuhr über einen langen Zeitraum. Hier
sollte ein Verzicht über ca. 6 Wochen angestrebt
werden, nach dem Zeitraum kann man sich dann
langsam an seine verträgliche Dosis herantasten.

Auch hier gibt es Produkte, die einen
Restaurantbesuch erleichtern. Diese Produkte
bewirken im Darm die Umwandlung von Fruktose in
Glukose und verringern so die aufgenommene
Fruktosemenge.
Die Produkte sind z.B. Fructaid © oder Fructosin©.

Histaminunverträglichkeit

Sie ist in der Symptomausprägung die stärkste der hier besprochenen Unverträglichkeiten.
Flush, Kopfschmerzen und massive Probleme im Verdauungstrakt bis hin zu lebensbedrohlichen Situationen sind möglich.

Verursacher ist das Fehlen des Enzyms Diaminoxidase (DAO). Dieser Mangel kann genetisch bedingt sein oder erworben, z.B. begleitend zu einem Morbus Crohn.

Das Problem ist, das Histamin nicht nur durch Lebensmittel wie Käse, Rotwein, Schokolade oder Tomaten zugeführt wird, sondern auch von diesen Lebensmitteln in unserem Körper freigesetzt werden kann. Dies geschieht z.B. häufig durch Schalentiere oder Erdbeeren.

Das Produkt mit Diaminoxidase heißt Daosin und wird mit einer Kapsel 15 Minuten vor einer Mahlzeit genommen, max. 3 pro Tag.

Homöopathische Mittel bei Unverträglichkeiten

Okoubaka

Rinde eines Tropenbaumes

- Wird i.d.R. in D2 oder D3 verwendet
- Bei allen Arten von Allergien und Unverträglichkeiten mit Magen-Darm-Beschwerden
- Auch bei auto-immun-bedingten Erkrankungen
- Wenig Appetit
- Bauchschmerzen, Blähungen, Durchfälle als Folge von best. NM
- Hautreaktionen auf chem. Stoffe oder Medikamente

Nux vomica

Brechnuss

- Stellt in Körper und Seele das Gleichgewicht der Kräfte wieder her
- Bei Überlastung und nervlicher Anspannung
- Blähungen
- Säurebeschwerden
- Übelkeit/Erbrechen
- Druckgefühl im Magenbereich
- Verstopfung
- Magenprobleme in Verbindung mit

Hautproblemen (Akne oder Nesselsucht)

Gentiana Magenglobuli WALA

Mischung mit Enzian, Absinth, Löwenzahn und Brechnuss

- Dieses Mittel reguliert sowohl die Motilität (Beweglichkeit) als auch die Sekretion (Abgabe von Verdauungssäften) im gesamten Magen-Darm-Trakt.

- Bei Verdauungsbeschwerden aller Art, Übelkeit, Säure, Appetitlosigkeit.

Digestodoron Tabletten Weleda

Miischung aus verschiedenen Farn- und Weidenarten

- Es gleicht die Rhythmusschwäche im gesamten Verdauungstrakt aus und reguliert in die Mitte.
- Es wird als Basismittel kurmäßig über 3 Monate angewendet und dann pausiert.
Wiederholung ist möglich.

Glandula suprarenalis sinistra cum Cupro Globuli WALA

Mischung aus einem Organpräparat und Kupfer

Regulierung von Verdauungsstörungen im Bereich von Bauchspeicheldrüse, Magen und Zwölffingerdarm

Mittelverzeichnis

Absinthium D1/ Resina laricis D3 Tropfen Weleda

Mischung aus Absinth und Lärchenharz

Diese Tropfen werden mit Wasser verdünnt eingenommen, wenn eine chronisch-entzündliche Grunderkrankung mit Verdauungs- und/oder Stoffwechselschwäche sowie mit Ablagerungstendenzen einhergeht.
Zugelassen ist es ab 6 Jahren.

Allium cepa

Küchenzwiebel

Kennzeichen der Küchenzwiebel ist die Absonderung von reichlich scharfem Sekret aus der Nase, das die Nase sehr wund macht. Im Gegensatz dazu sind die Augensekrete aber mild. Parallel kommt es oft zu richtigen Niesattacken. Unabhängig von der Sekretabsonderung spürt man in Nase, Mund, Rachen, Auge, Blase und auf der Haut ein Brennen.
Die Augen sind lichtempfindlich, so dass man viel blinzeln muss und man sieht verschwommen. Es kommt zu Ohrenschmerzen, die bis in die Eustachische Röhre (Verbindungsgang zwischen Innenohr und Rachenraum) hineinreichen, ferner zu einem katarrhalischen Stirnkopfschmerz.

Es tritt Heiserkeit auf, beim Einatmen von kalter Luft klingt der Husten hackend und es kommt zu Atembeklemmungen. Besonderheit ist die raue Stimme nur zu Beginn des Schnupfens.
Im Bauchbereich sind rumpelnde Blähungen zu hören, die auch beim Windabgang stark riechen.
Allium ist ein gutes Mittel für Erkältungen bei feucht-warmem Wetter – hervorgerufen durch Verkühlung - und Fließschnupfen im Allgemeinen. Alle Beschwerden bessern sich im Freien, verschlechtern sich aber im warmen Zimmer und zum Abend hin sowie bei körperlicher Anstrengung.

Apis

Honigbiene

Apis ist ein Mittel gegen alle Symptome, die denen eines Bienenstiches ähneln: starke Schwellung, Rötung, Schmerz und Berührungsempfindlichkeit, evtl. glasiges Aussehen der Schwellung (eher auf Schleimhäuten).
Bei einer Halsentzündung kommt es neben der Schwellung zu stechenden und brennenden Schmerzen im Rachenraum. Der Hals fühlt sich zu eng und trocken an, ohne dass ein Durstgefühl besteht. Die Schwellung des Halses kann sich im Extremfall über das ganze Gesicht ziehen. Bei dieser Art von Entzündung wird Hitze gar nicht vertragen und verschlimmert alle Beschwerden noch, wobei aber das Frösteln wie bei Belladonna fehlt.
Trifft die allgemeine Symptomatik zu, ist Apis auch

gut wirksam bei Gerstenkörnern und Augenentzündung; die Tränenflüssigkeit ist beißend und stechend, die Lider schwellen ödematös an und die Sicht ist in der Nähe verschwommen.

Stechende und stark brennende Ohrenschmerzen mit heißem Ohr können ebenfalls mit Apis behandelt werden. Es kommt im Ohr zu ödematösen Schwellungen und seröse Flüssigkeit wird frei.

Bei einer Blasenentzündung fühlt sich der Schmerz eher nadelstichartig und punktuell an, der Tröpfelurin ist stark gefärbt.

Aralia racemosa

Amerikanische Narde

Ein gutes Mittel bei asthmatischen Zuständen mit Husten, der besonders nachts auftritt. Der trockene Husten macht sich meist nach dem ersten Schlaf rund um Mitternacht bemerkbar.

Begleitend kann es zu Brustenge und einem Fremdkörpergefühl im Hals kommen; dies sollte ärztlich abgeklärt werden.

Ein Symptom ist Heuschnupfen, die Nase ist verstopft, man muss häufig niesen. Das Nasensekret ist äußerst ätzend.

Zugluft wird nicht vertragen.

Arsenicum album
Weißes Arsenik

Die sofort ins Auge fallenden Merkmale dieses Mittels sind die große Schwäche und Erschöpfung. Sie werden von Unruhe und Ängsten begleitet.Die nächtliche Verschlimmerung ist charakteristisch. Die Ängste rufen immer kalten Schweiß hervor und können bis zur Todesangst gehen.
Die Schleimhäute des Magen-Darm-Traktes sind immer auch mit Übelkeit und Durchfällen betroffen, aber die Ängste sind das Leitsymtom.

Arundo donax = Arundo mauritanica
Wasserrohr

Arundo ist ein Mittel bei katarrhalischen Zuständen und bei Heuschnupfen.
Jucken und Brennen sind die zwei Leitsymptome: Im Kopfbereich kommt es zu juckender Kopfhaut und Haarausfall mit schmerzenden Haarwurzeln, in den Gehörgängen juckt und brennt es, die Augenbindehäute sind entzündet und jucken. Besonders charakteristisch ist ein Jucken am Gaumen, das mit keinem Mittel zu verschwinden scheint. Die Nase läuft, der Geruchssinn ist verloren und man muss dauernd nießen.
Auch der Vaginalbereich ist von starkem Juckreiz betroffen, wobei gleichzeitig die Libido gesteigert ist. Im Symphysenbereich herrscht ein starker Blähungsschmerz.

Auch die Extremitäten jucken und brennen, am stärksten betroffen sind die oberen Extremitäten und der Brustbereich; an Fingern und Fersen reißt die Haut ein.

Calcium/Quercus Globuli velati WALA

Eine Mischung aus Calcium carbonicum (Calciumcarbonat) und Quercus (Eichenrinde).
Dies ist ein wirksames Mittel gegen die allergischen Erscheinungen der Haut wie z.B. Wassereinlagerungen und Schwellungen, trockene oder nässende Ekzeme und entzündlich-allergische Prozesse.
Dies gilt insbesondere für Eiweißallergien, die dann z.B. auch zu entzündlichen Darmerkrankungen oder allergischem Asthma führen können.
Der Calciumanteil ist für die flüssigkeitsregulierenden Anteile verantwortlich, die Eichenrinde mit ihren enthaltenen Gerbstoffen für die Wiederherstellung der „normalen" Gestalt und Funktion von Haut und Schleimhäuten.
Bildlich ist es so, dass die Eichenrinde in ihrer aufgebrochenen und wilden Struktur gerade die klare Struktur in Form der Haut- bzw. Schleimhautbarriere wiederherstellt.

Colibiogen ® Tropfen Allergosan

Hergestellt aus einem bestimmten E.coli-Stamm, so dass im fertigen Extrakt sowohl ausgewählte Stoffwechselprodukte des Bakteriums als auch Aminosäuren enthalten sind. Dies hat einen positiven Effekt auf die Beschaffenheit der Schleimhäute.
Angewendet wird es eine halbe Stunde vor einer Mahlzeit pur oder verdünnt mit Wasser, Tee, Milch, Kakao oder etwas Joghurt.
In der Regel Anwendung über das Abklingen der Beschwerden hinaus (ca.2 -4 Wochen), auch eine Daueranwendung ist aber problemlos möglich.

Cutacalmi Globuli (Heel)

Wichtige Inhaltsstoffe: Sulfur (Schwefel), Thuja (Lebensbaum), Graphites (Grauspiessglanzerz), Viola (Stiefmütterchen) und Centella asiatica (Tigergras)

Cutacalmi® ist ein speziell entwickeltes Kinderarzneimittel, das bereits ab sechs Monaten eingesetzt werden kann.
Es lindert Entzündungen sowie Juckreiz bei trockener, rissiger und schuppender Haut und unterstützt die Ausheilung von innen.
Als homöopathisches Komplexmittel enthält Cutacalmi® eine Kombination ausgesuchter natürlicher Inhaltsstoffe.
So hat der Inhaltsstoff Sulfur eine allgemein

stabilisierende Wirkung auf chronische Entzündungen der Haut und Schleimhäute und lindert lästigen Juckreiz. Auch Centella asiatica wirkt bei Juckreiz, besonders wenn die Haut sehr trocken und schuppig ist. Bei allgemeiner Neigung zu Hauterkrankungen können Graphites und Thuja occidentalis entzündungshemmend wirken und die natürlichen Hautfunktionen stärken. Viola tricolor hat sich allgemein bei der Behandlung von Ekzemen und bei Milchschorf bewährt.
Anwendungsgebiete: Juckende und schuppende Hauterkrankungen wie Ekzeme.

Dermaveel Creme (Heel)

Juckreiz, Trockenheit und Rötung werden reduziert bis hin zum vollständigen Verschwinden – ganz ohne Kortison. Dermaveel bietet Linderung akuter Symptome und proaktiven Schutz durch die besondere Zusammensetzung: Ectoin in lamellarer Creme. Dermaveel hilft, gereizte und geschädigte Haut zu beruhigen, zu reparieren und zu stabilisieren. Es unterstützt die Regeneration der Hautbarriere. Die Haut wird geschützt und erhält ihre gesunde Widerstandsfähigkeit gegen schädigende Einflüsse zurück.
Ectoin hält das Wasser in der Haut, erhöht den Wassergehalt der Haut und schützt so vor dem Austrocknen. Es wirkt als Zellschutzmolekül, indem es schützende Wasserschichten bildet und so die Zellmembran stabilisiert. Es unterstützt die

Wiederherstellung und den Schutz der Hautbarriere. Ectoin besitzt eine indirekte entzündungs-reduzierende Wirkung. Durch die Stabilisierung der Zellmembran wird die Ausschüttung von Entzündungsmediatoren vermindert. Zudem ist die Haut durch die Regeneration der Hautbarriere widerstandsfähiger, weniger anfällig gegen Reize von außen, die Entzündungen auslösen können und bereits bestehende Entzündungen gehen zurück.
Die akuten Symptome wie Juckreiz, Trockenheit und Rötung werden reduziert.
Die lamellare Cremestruktur von Dermaveel besteht aus hautverwandten Fetten wie Ceramiden und Squalan. Diese Fette ordnen sich regelmäßig und schichtartig an, daher stammt der Name lamellar. Diese lamellaren Strukturen sind dem Aufbau der Hornschicht sehr ähnlich und lagern sich in Mikrorisse und „Lücken" ein. Die Haut kann wieder Feuchtigkeit speichern, Trockenheit und Juckreiz werden reduziert. Die Haut wird proaktiv geschützt.
Einige weitere Bestandteile in Dermaveel sind Jojobaöl, Olivenöl, Sheabutter, Panthenol und Glycerin, die die Linderung akuter Symptome und proaktive Wirkung von Dermaveel unterstützen.
Dermaveel wirkt dabei:
- Ohne Kortison
- Ohne Farb-, Parfum- und Konservierungsstoffe
- Ohne Silikone, Lanolin
- Ohne Parabene

Dermaveel ist schon bei Kindern ab einem Monat einsetzbar.

Dexyane MeD Creme (Ducray)

Zur effektiven Behandlung von milden bis moderaten Ekzemen (Neurodermitis, Kontaktekzeme und chronische Handekzeme) wurde von den Laboratoires DUCRAY das Medizinprodukt DEXYANE MeD entwickelt. Ganz ohne Kortison lindert es den Juckreiz, spendet intensiv Feuchtigkeit und repariert die geschädigte Haut. Zudem legt es einen Schutzfilm auf Ihre Haut, der die Häufigkeit des Wiederauftretens reduziert. Als Medizinprodukt kann DEXYANE MeD sogar in der Akutphase direkt auf offene, schmerzende Hautstellen aufgetragen werden.

DEXYANE MeD ist:
- ohne Kortison
- ohne Parabene
- ohne Duftstoffe
- nickelgetestet

Digestodoron Tabletten Weleda

Dies ist eine rhythmisch hergestellte Mischung aus verschiedenen Farn- und Weidenauszügen.

Sie regen die aus dem Takt geratenen Verdauungsvorgänge an und können das rhythmische Gleichgewicht wieder herstellen.
So bessern sich Symptome wie Völlegefühl, Sodbrennen, Übelkeit, Blähungen, Durchfälle, Verstopfung u.v.m.)

Ein Kennzeichen ist, dass sich die Symptome unter Stresseinfluss verschlechtern oder gar nur dann auftreten.
Es gibt sie auch als Tropfen, die Tabletten können für Säuglinge oder Kinder aufgelöst werden.

Echinacea / Quarz Augentropfen WALA

Wichtige Bestandteile: Echinacea (Sonnenhut) und Quarz (Bergkristall)

Anwendung bei allergischer Bindehautentzündung, die auch infiziert sein kann.
Der Quarz-Anteil dämpft mit seiner Kühle und strengen geometrischen Formkraft die im Falle einer Allergie gesteigerten Stoffwechselprozesse.
Echinacea, dem Sonnenhut, wird naturheilkundlich eine antiseptische Wirkung zugeschrieben, anthroposophisch ist sie eine Pflanze mit hoher Wärmekomponente und hat daher eine intensive Beziehung zum Stoffwechselprozess im Körper.

Engystol Tabletten Heel

Wichtige Bestandteile sind Vincetoxicum hirundinaria (Schwalbenwurz) und Sulfur (Schwefel).
Die Schwalbenwurz ist ein unspezifisches Mittel bei Virusinfekten.
Schwefel hat eine besondere Beziehung zu allen Arten von Hauterkrankungen, besonders zu

chronischen, wird aber auch eingesetzt bei Atemwegsentzündungen, Entzündungen des Magen-Darm-Traktes und vielen anderen Symptomen.

Angewendet werden die Tabletten besonders bei Erkältungskrankheiten und grippalen Infekten, wir haben aber auch gute Erfahrung bei Magen-Darm-Infektionen

Euphrasia

Augentrost

Der Augentrost ist durch einen starken Gegensatz gekennzeichnet: er hat ein mildes Nasensekret und einen reichlichen, brennenden Tränenfluss, der eventuell sogar eitrig werden kann. Dieser Gegensatz dient der Unterscheidung in der Wahl zwischen Allium und Euphrasia, bei Allium ist der Nasenfluss ätzend und die Tränenflüssigkeit mild.

Die Augen fühlen sich an wie geblendet, sind lichtscheu und brennend. Man muss häufig blinzeln, die Lider schwellen an und sind wund. Die Reizung greift auch auf die Wangen über, sie sind erhitzt und gerötet.

Alle Beschwerden bessern sich im Freien, sie verschlechtern sich im Liegen und in warmen Räumen.

Euphrasia Augentropfen WALA, Weleda

In der anthroposophischen Medizin steht der Augentrost als Sinnbild oder Naturgleichnis für das gesunde Auge.

Seine Funktion ist die Beruhigung, Klärung und Strukturierung des aus dem Gleichgewicht geratenen Auges, so dass es seine Funktion als Sinnesorgan wieder in Gänze wahrnehmen kann.

Daher werden sie angewendet bei Bindehautentzündung mit Tränenfluss und allgemeinen Reizerscheinungen des Auges.

Euphrasia comp. Augensalbe Weleda

Eine Mischung aus Euphrasia (Augentrost), Echinacea (Sonnenhut) und Calendula (Ringelblume).

Diese Kombination lindert die Beschwerden bei Bindehautentzündung, Gerstenkorn und Lidekzemen.

Hilfreich, wenn das Auge gerötet ist, brennt oder schmerzt und tränt. Der Augentrost lindert Beschwerden wie Rötung und Juckreiz, Ringelblume und Echinacea wirken entzündungshemmend und fördern den Heilungsprozess.

Gerstenkörner sind in der Regel harmlos, sollten aber behandelt werden, ohne es selber auszudrücken oder daran zu manipulieren. Die Salbe kann mehrmals täglich angewendet werden,

auch in Kombination mit den Euphrasia Augentropfen.
Die Eigenbehandlung sollte nach spätestens 2 Tagen beendet sein, dann sollte ärztlicher Rat eingeholt werden.

Galphimia glauca

Galphimia

Galphimia ist in der Homöopathie das Heuschnupfenmittel der Wahl. Es hat vergleichbar starke Wirkungen wie viele chemische Substanzen, ohne deren Nebenwirkungen hervorzurufen.
Es wird bei Heuschnupfen verwendet, wenn kein einzelnes Symptom besonders im Vordergrund steht oder wenn ein unstillbarer Kitzelhusten tief im Rachen sitzt. Als weitere Symptome treten auf: starker Fließschnupfen, häufiges Niesen und Nasenjucken, gerötete und juckende Augen mit Lichtscheu und eine Neigung zu asthmatischen Beschwerden.
Man kann eine Art Desensibilisierung versuchen: Beginn im Dezember, also deutlich vor Beginn der Saison; Calcium phosphoricum D12 3 x 2 Tabletten, Galphimia D12 2 x 5 Globuli und zusätzlich eine Kur mit den Symbioflor-Präparaten o.ä. (natürliche Darmsanierung).

Gencydo 0,1% Augentropfen Weleda

Wichtige Bestandteile sind Citrus limon, Succus (Zitronensaft) und Cydonia oblonga (Quitte).

Der Zitronensaft wirkt mit seinen zusammenziehenden Eigenschaften als Gegenpol zur starken Sekretabgabe, die so typisch für den Heuschnupfen ist.

Quitte hat einen hohen Schleimanteil, der die Säure stabilisiert. So unterstützt sie die Wirkung der Zitrone.

Anwendung bei allergischen Reaktionen der Augen, besonders bei Heuschnupfen.

Gentiana Magenglobuli WALA

Wichtige Bestandteile sind: Gentiana (Enzian), Absinthium (Absinth), Nux vomica (Brechnuss) und Taraxacum (Löwenzahn), also fast ausschließlich Bittermittel.

Damit werden die Ausscheidungstätigkeiten von Leber, Galle und Darm aktiviert, um den Kopf zu befreien, Stoffwechselprozesse werden aus dem Kopfbereich wieder in das Stoffwechselsystem verlagert.

Sie wirken allgemein tonisierend, Appetit anregend und vermindern das Völlegefühl. Gut wirksam sind sie auch bei Übelkeit in der Frühschwangerschaft, auf Reisen oder bei ungewohnter Nahrung.

Graphites

Reißblei, eine metallisch glänzende Abart des Kohlenstoffes

Graphites wirkt gut bei etwas beleibteren Patienten mit heller Gesichtsfarbe, die zu Verstopfung und Hautaffektionen neigen oder bei besorgten, niedergeschlagenen und unentschiedenen Frauen, bei denen die Periode verzögert eintritt und von Verstopfung begleitet wird.
Es herrscht eine deutliche Erkältungsneigung vor. In der Regel schlagen sich alle Arten von inneren Störungen als Hautausschlag nieder.

Im Hautbereich zeigen sich folgende Befunde:
- Die Augenlider sind rot und geschwollen und mit Ekzemen besetzt.
- Die Haut von Nase und Ohren ist trocken und schuppig, die Nase schmerzt sogar.
- Die Nägel sind dick, verkrüppelt, deformiert und brüchig.
- Der Fußschweiß ist sehr übelriechend.
- Am ganzen Körper ist die Haut sehr trocken.
- Treten Ausschläge auf, sondern diese ein klebriges Sekret ab.
- Jede auch noch so kleine Hautverletzung eitert.

Die Patienten neigen zu chronischer Heiserkeit, die auch von Hautausschlägen begleitet wird.
Graphites unterstützt die Auflösung von

Narbengewebe und wirkt einer allgemeinen Verhärtung der inneren und äußeren Geschlechtsorgane entgegen.
Typische Symptome für Graphites sind Morgenübelkeit während der Periode; auftretender Weißfluss ist blass bis weiß, reichlich und ätzend.
Weitere Symptome sind Magendruck und Magenschmerzen, die sich durch heiße Getränke, Milch oder Hinlegen bessern. Meist wird im Bauchbereich keinerlei beengende Kleidung vertragen. Diese Menschen neigen zu Wirbelsäulenschmerzen oder einseitigen Kopfschmerzen morgens beim Aufwachen, teils verbunden mit einer Neigung zum Erbrechen.

Halicar Creme/Salbe (DHU)

Cardiospermum, die Ballonrebe, ist in vielen Fällen ein gut wirksames Mittel zur Behandlung von Entzündungen der Haut.
Halicar®Creme ist ein homöopathisches Arzneimittel aus dieser tropischen Schlingpflanze. Die Creme ist gut verträglich. Sie fördert den Rückgang der Entzündung und lindert dabei Juckreiz und Rötung der Haut. So wird eine Besserung der Beschwerden bei einer Neurodermitis-Erkrankung oder bei Ekzemen bewirkt, die z. B. durch Allergien oder hautbelastende Situationen in Beruf oder Haushalt bedingt sind. Das Präparat kann auch im Wechsel mit anderen äußerlich anzuwendenden Präparaten eingesetzt werden.

Heuschnupfenmittel ® DHU (Tabletten oder Tropfen

Wichtige Bestandteile sind: Luffa (Meergurke), Galphimia, Cardiospermum (Ballonrebe)

Dieses Mittel verringert die Beschwerden bei allergischem Schnupfen und allergischen Reaktionen der oberen Atemwege, nicht nur bei saisonal bedingtem Heuschnupfen, sondern auch bei der ganzjährig auftretenden Variante. Es kann in Extremfällen problemlos mit chemischen Mittel aus der Gruppe der Antihistaminika (z.B. Cetirizin oder Loratadin) oder auch mit Cortison kombiniert werden.

Die Einzelbestandteile haben folgende Wirkungen:

- Luffa: wirkt schwerpunktmäßig auf den Schleimhäuten im Nasen- und Nasennebenhöhlenbereich und reguliert dort die Flüssigkeitsprozesse: weniger Schleim, weniger Trockenheit, weniger Niesanfälle, weniger Juckreiz und Kribbeln, die Nase wird frei
- Galphimia: wirkt sowohl in der Nase wie Luffa, nimmt aber auch unstillbaren Kitzelreiz im Rachen/Gaumen, lindert tränende und juckende Augen
- Cardiospermum: allgemein entzündungshemmend und antiallergisch, wirkt gut gegen Juckreiz

Vorteil ist, dass es sehr schnell nach der Einnahme wirkt, nicht müde macht und die Leber nicht belastet.

Heuschnupfenspray Weleda

Wichtige Bestandteile sind: Citrus limon (Zitrone) und Cydonia oblonga (Quecke, Schlehe).

Die lederartige Schale dieser Früchte steht symbolisch für die Fähigkeit zur Abgrenzung. Ziel ist die Wiedereingliederung einer zu stark umweltoffenen Empfindungsorganisation in die Lebensorganisation bei den zu gering begrenzten und ausfließenden Flüssigkeitsprozessen der allergischen Veranlagung. Mit diesem Mittel wird die freie und störende Gewebeflüssigkeit wieder in den lebendigen körpereigenen Lebensstrom eingebunden.
Auch hier ist eine längerfristige Anwendung unbedenklich möglich.

Imlan-Produkte

Jolanöl, eine einzigartige patentierte Formel mit nur 3 Inhaltsstoffen (Betulin, Jojobaol, Wasser), keine Zusatzstoffe.
Imlan Creme Pur wird ohne Emulgatoren, Konservierungsstoffe, Farben und Duftstoffe hergestellt.
Die regenerierende, entzündungshemmende und juckreizlindernde Wirkung von natürlichem Betulin beruhigt die Haut und fördert die Bildung einer gesunden Hautbarriere. Betulin wird aus der weißen Birkenrinde gewonnen und ist für Allergiker harmlos. Imlan Creme Pur kann am ganzen Körper und zur

Gesichtspflege angewendet werden.
Zutaten: Aqua, Simmondsia Chinensis Öl, Betula Alba Rindenextrakt. (Gereinigtes Wasser, Jojobaöl, Birkenrindenextrakt enthält Betulin.)

Kijimea ® K53 Kapseln

Kijimea enthält speziell ausgewählte Mikrokulturenstämme, die das Darmmikrobiom unterstützen. Dies führt im Organismus zu einer wieder ausreichenden Produktion von sog. regulatorischen T-Zellen. Diese wiederum verhindern die überschießende Immunantwort bei allergischen Reaktionen.
Angenehm ist das Einnahmeschema: Man nimmt an drei Tagen im Monat jeweils 3 x 3 Kapseln und braucht dann bis zum nächsten Monat nicht mehr dran denken. Sinnvoll ist in jedem Fall eine mind. 3-monatige Anwendung.

Luffeel comp. Heuschnupfenspray Heel

Wichtige Bestandteile sind: Luffa (Schwammgurke), Histaminum (Histamin), Sulfur (Schwefel)

Das Histamin ist homöopathisiert, so dass es speziell bei den durch Histamin vermittelten allergischen Reaktionen effektiv hilft.
Luffa als Homaccord wirkt als klassisches Schnupfenmittel mit abschwellender Komponente und Sulfur ist angezeigt bei Entzündungen der

Atemwege.

Mucosa comp. Ampullen Heel

Wichtige Bestandteile: Schleimhautfraktionen aus den Bereichen Luftwege, Magen-Darm-Trakt, Bindehaut; Phosphorus (Phosphor), Kalium bichromicum (Kaliumbichromat), Pulsatilla (Kuhschelle), Coli-Bakterien als Nosode u.a.

Es wirkt sehr gut bei allen Katarrhen und Erkrankungen der Schleimhäute, z.B. bei Magen-Darm-Erkrankungen mit und ohne Geschwürbildung, bei Blasenentzündungen, Atemwegsinfekten und Anfälligkeit für diese und bei Bindehautentzündungen oder – problemen.
Es fördert allgemein die körpereigene Abwehr und stabilisiert die Schleimhäute. Es kann sowohl begleitend zu Infekten, als auch zur Ausheilung derselben oder bei chronischen Infektionen verwendet werden.

Nachtkerzenöl/Borretschöl

Der Stoff, um den es hier geht, ist die Gamma-Linonensäure, eine sog. Omega-6- Fettsäure.
Nachtkerzenöl enthält 7-14%, Borretschöl 15-20% davon.
Im Stoffwechsel entstehen daraus entzündungshemmende Prostaglandine; dafür benötigt der Körper zusätzlich Zink, Vitamin B_6,

Vitamin C und Magnesium.
Im Körper sorgen sie für eine entzündungshemmende Wirkung, verringern die Histaminfreisetzung und stabilisieren Zellmembranen und Gewebe.
Mangelzustände führen zu Erkrankungen wie Neurodermitis, Anämien, Infektanfälligkeit, Wundheilungsstörungen, Fettleber u.v.m.

Natrium chloratum (Natrium muriaticum)

Kochsalz

Zu den allgemeinen Kennzeichen für Natrium chloratum zählen große Schwäche, Kälte und Müdigkeit. Alle Schleimhäute sind sehr trocken. Hitze verschlimmert alle Symptome, Kälte sowie Baden und der Aufenthalt im Freien führen zu einer Verbesserung.
Es bessert trockene Hautausschläge, besonders die an den Haaransätzen und in den Gelenkbeugen, Fieberbläschen mit Jucken und Brennen, Nesselsucht und eine trockene Scheidenschleimhaut.

Die Periode ist nur sehr schwach oder aber unregelmäßig und reichlich, manchmal wird sie von einem Herpes labialis[1] begleitet. Seelische Probleme oder Druck führen zum Ausbleiben der Blutung.

---

[1] Lippenherpes

Während der Blutung kommt es zu Hitzegefühlen und nach unten ziehenden Schmerzen.

Nux vomica

Brechnuss

Nux vomica ist das Mittel für die Beschwerden, die durch den modernen Lebensstil mit viel Stress und Hektik hervorgerufen werden: Man übt eine überwiegend sitzende Tätigkeit in geschlossenen Räumen aus, ist hohen nervlichen Belastungen ausgesetzt und neigt zu großem Genussmittelkonsum, was dann zum sogenannten „Manager-oder Stressmagen" führt. Im schlimmsten Fall ist es ein purer Raubbau am eigenen Körper und der Gesundheit.
Folgende allgemeine Charakteristika treffen auf den Nux vomica – Typ zu: Allgemeine Disharmonie (seelisch und körperlich), krampfartige Handlungsweisen, Reizbarkeit von Seele und Körper, hier sind besonders die Schleimhäute betroffen.
Die Kopfhaut ist empfindlich, der Kopf fühlt sich von innen wund und geschwollen an, in den Ohren juckt es fürchterlich. Besonders in der Nacht ist die Nase verstopft und der Hals ist rau und verengt. Kopfschmerzen treten besonders nach Überarbeitung auf, nach Ärger, Stress und durch Ungeduld; meist sind sie begleitet von Übelkeit und Sodbrennen.
Die Magengrube ist druckempfindlich, nach

Genussmitteln kommt es zu saurem Erbrechen („Katermittel"). In der Schwangerschaft hilft es gegen die Übelkeit, wenn gleichzeitig Beschwerden durch zu viel Säure und Gereiztheit bestehen und die Übelkeit direkt am Morgen, unmittelbar nach dem Frühstück beginnt.

Der Stuhlgang ist häufig, aber führt teilweise nicht zum Erfolg oder ist nur unvollständig. Die Darmbewegungen sind stark verlangsamt. Es treten (juckende) Hämorrhoiden auf, die durch falschen Lebensstil entstanden sind: überwiegend sitzende Tätigkeit ohne ausgleichende Bewegung, falsche Ernährung und Genussgifte. Gerade im Verdauungsbereich führt das Unterdrücken der natürlichen Impulse (Hunger, Stuhlgang o.ä.) durch Ehrgeiz oder Hektik dazu, dass sich die Beschwerden noch deutlich verschlimmern. Meist äußern sich diese in nächtlichem Aufwachen zur Leberzeit (1-3 Uhr morgens).

Die Behandlung von 3-Monatskoliken von unseren kleinen Essenshektikern, die dabei auch noch reizbar und bockig sind, die Beschwerden nach jeder (nicht nur am Abend) Mahlzeit haben gestaltet sich so, dass man konsequent nach jeder Mahlzeit Nux vomica D12 gibt.

Nach Arzneimittelmissbrauch oder Arzneimittel-Vielgebrauch, nach längeren Therapien mit chemischen Medikamenten stellt Nux vomica das Gleichgewicht der Kräfte im Körper wieder her und wirkt chronischen Beschwerden entgegen.

Es wirkt besänftigend und beruhigend bei hypochondrischen Zuständen. Es wirkt als

Schlafmittel, wenn die Schlaflosigkeit ihre Ursache in Übersäuerung, zu vielen Stimulantien (Alkohol, Kaffee, Zigaretten), Überarbeitung und dadurch einem erhöhten Sympathikotonus hat.

Bei Jetlag durch Reisen mit großer Zeitverschiebung nimmt man alle 2 Stunden eine Gabe, um den Verdauungstrakt wieder in den richtigen Rhythmus zu bringen.

Arme und Hände neigen zum Einschlafen.

In der Typenkunde erkennt man diese Menschen an folgenden Merkmalen: sie sind Worcaholics, haben große Freude am Kampf und am Wettbewerb, benötigen viele Stimulantien, um so ein stressiges Leben zu meistern. Sie sind sehr selbstbewusst.

Okoubaka

Rinde von Okoubaka aubrevillei

Okoubaka ist das Mittel für die Reiseapotheke im Magen-Darm-Bereich: es wirkt bei Durchfall, der durch eine Umstellung der Ernährung (z.B. andere Gewürze), Klima oder auch einfach der Umgebung ausgelöst wurde.

Dadurch, dass dieses Mittel auch die Bauchspeicheldrüse anregt und so unsere Verdauungssäfte aktiviert, ist es auch bedingt vorbeugend wirksam (beginnend 1 Woche vor Reisebeginn). Dies funktioniert, weil man es nur in tiefen Potenzen –D2, D3 oder D4 – verwendet, so dass nicht nur homöopathische, sondern auch phytotherapeutische Wirkung zustande kommt. Es hilft daher auch bei Menschen, die in der gewohnten Umgebung stark auf ungewohntes Essen reagieren. Es ist auch nach den verschiedenen Magen-Darm-Erkrankungen und nach einer Antibiotikatherapie zum Ausheilen und Normalisieren der Verdauungsfunktionen einzusetzen. Meist kommt es in dieser Situation zu Abgeschlagenheit, Appetitlosigkeit, Völlegefühl, Sodbrennen und/oder Stuhlunregelmäßigkeiten. Dann hilft eine Therapie über ca. 3 Wochen. Die Schleimhäute heilen aus und die Verdauungsfunktionen normalisieren sich.

Okoubaka ist auch unterstützend wirksam bei Vergiftungen durch Lebensmittel oder Insektengifte sowie bei Vergiftungen, die nach einem durchlebten Infekt zurückbleiben.

Zusammenfassend kann man sagen, dass Okoubaka einerseits die Bauchspeicheldrüse anregt und andererseits ausleitend über die Verdauungswege wirkt.

Omnibiotic ® SR9 Pulver

Das probiotische Pulver greift mit seinen 9 Bakterienstämmen regulierend in das Mikrobiom ein. Es verbessert die Barrierefunktion, verhindert die Ansiedlung krankmachender Keime und sorgt für die Produktion von Immunglobulinen.

Es wird ein- bis zweimal täglich ein Beutel in ca.125 ml Wasser aufgelöst und nach 10 Minuten getrunken. Bei einmaliger Gabe ist abends der beste Einnahmezeitpunkt.

Organpräparate

Organpräparate werden aus den Geweben von Demeter-Tieren gewonnen, in der Regel vom Demeter-Rind. Sie werden nach der Entnahme sterilisiert und dann mit anthroposophischen Herstellungsmethoden bearbeitet.
Sie wirken auf den Bildekräfteleib (Ätherleib), der für die Gestaltung und Heilung des physischen Leibs verantwortlich ist. Ihre Anwendung führt zu einer tiefgreifenden Heilung und Kräftigung.
Sie lenken in Kombination mit pflanzlichen und mineralischen Arzneimitteln die Wirkung auf ein bestimmtes Organgebiet, so dass eine gezielte Therapie möglich ist.
Mit der Potenzhöhe bestimmt man, ob aktivierend auf degenerative und verlangsamte Prozesse (<D8) oder beruhigend auf entzündliche und überschießende Reaktionen (>D8) eingewirkt werden soll. Die D8 als mittlere Potenz ist die „Normal-Potenz", sie harmonisiert, reguliert und normalisiert die eigentliche Organfunktion.

Pulsatilla

Küchenschelle

Pulsatilla ist ein Mittel für sehr wechselhafte Symptome, sowohl bezüglich des Ortes als auch der Intensität oder Dauer. Es ist als typisches Frauenmittel bekannt, wobei es besonders gut bei weichen und nachgiebigen Typen wirkt, die oft in sich widersprüchlich sind oder handeln.

Die vorherrschende Stimmung ist weinerlich und melancholisch, alle auftretenden Beschwerden verschlechtern sich nachts. In der Regel sind alle Schleimhäute betroffen. Wenn es zu Absonderungen kommt, sind diese normalerweise grün-gelblich, mild und dick, eine Ausnahme bildet hier der Weißfluss – er ist brennend, scharf und von sahniger Beschaffenheit.
Kennzeichen für Pulsatilla-Patienten sind auch die Sucht nach frischer Luft und eine Abneigung gegen fette Nahrung sowie Beschwerden wie Sodbrennen und Blähungen.
Im Bereich des Kopfes treten wiederholt Mittelohrentzündungen auf, man hört wie durch Watte und das Hörvermögen ist insgesamt vermindert. Das äußere Ohr ist rot und geschwollen, es kann zu Ausfluss kommen, der dickflüssig und mild ist, aber mitunter übel riecht.
Bei Schnupfen ist oft nur das rechte Nasenloch betroffen, an der Nasenwurzel herrscht ein drückender Schmerz und die gesamten Nasenknochen sind schmerzhaft. Das Sekret riecht streng, teilweise kommt es zu Geruchsverlust. Bei zähem Schleim sollte es in Niedrigpotenzen verwendet werden (D4/D6).
Oft sind die Augen mit dickem gelblichem Sekret verklebt, die Lider sind entzündet und es besteht eine Neigung zu Gerstenkörnern.
Die Unterlippe ist geschwollen und hat oft genau in der Mitte einen Riss, die Menschen lecken

permanent über die Lippen.

Husten und Heiserkeit kommen und gehen im steten Wechsel, ohne aber richtig auszuheilen.

Auffallend ist die Schlafposition: Patienten liegen mit hoch gelagertem Kopf, oft sind auch die Arme oben neben dem Kopf abgelegt; nach dem Aufwachen fühlen sie sich nicht richtig erholt und sind weiterhin müde.

Bei den typischen Frauenbeschwerden stehen folgende Modalitäten im Vordergrund: Die Blutung ist schwankend in Dauer und Stärke (wechselhaft), es kommt zu Schmerzen oder Durchfall vor und während der Periode, die Schmerzen werden von einem nach unten drückenden Gefühl begleitet.

Das Grundgefühl ist immer ein Frösteln, dies geht sogar soweit, dass die Periode durch kalte Füße vollständig unterdrückt werden kann.

Das männliche Pendant dazu ist die akute Prostataentzündung oder Hodenentzündung.

Quercus Salbe und Zäpfchen WALA

Wichtige Inhaltsstoffe sind: Quercus (Eichenrinde), Hamamelis (Zaubernuss), Borago (Borretsch) und Aesculus (Rosskastanie).

Diese Präparate werden angewandt bei Hämorrhoidenbildung und anderen Prozessen, die durch eine Gewebsformschwäche ausgelöst werden.

Man will mit der typischen kraftvoll aufgeworfenen Struktur der Eichenrinde den Körper unterstützen,

der unter einer Gewebeformschwäche leidet. Die starken Gerbsäureanteile sorgen dafür, dass der Eiweiß-Prozess wieder verkörperlicht und konzentriert wird.
Die Zaubernuss ist auch aus der Kosmetik als regenerierend, wundheilungsfördernd und durchblutungsfördernd bekannt.
Borretsch hat eine klare Beziehung zum Kieselprozess und damit zur Strukturgebung und Stütze, so dass er die Gewebsformung im Bindegewebe anregen kann. Auch Juckreiz und Brennen nach dem Stuhlgang kann sehr gut behandelt werden.
Bitte die Salbe nur auf intakter Haut anwenden.

Rhus toxicodendron

Giftsumach

Die Wirkorte von Rhus tox. sind die Haut, das Bindegewebe mit Gelenken, Sehnen und Sehnenscheiden.
Die Beschwerden treten in der Regel nach besonderer Anstrengung auf, durch Durchnässung und Unterkühlung nach Schwitzen (z.B. Wanderung mit Rucksack, der Rücken ist nass geschwitzt und man bekommt Kühlung durch Wind nach Absetzen des Rucksacks), aber auch durch Überheben. Bevorzugt treten die Beschwerden in der kalten Jahreszeit auf.
Es schmerzt zwischen den Schultern beim Schlucken, der Nacken ist steif oder man hat starken

Muskelkater (dann in Kombination mit Arnica!). Auch bei Ischiasbeschwerden ist Rhus tox. unentbehrlich. Alle Beschwerden verschlechtern sich im Sitzen und bei Ruhe oder Kälte und Zugluft; Bewegung, Wärme oder das Liegen auf einer harten Unterlagen führen eine Besserung herbei. Bei rheumatischen Beschwerden bessert dieses Mittel Schmerzen und Steifheit sowie Anlaufschwierigkeiten („man muss sich erst einlaufen") an Sehnen, Bändern und Gelenken.

Auch stumpfe Sportverletzungen, die durch Überanstrengung, Durchnässung oder Unterkühlung entstanden sind, sprechen gut auf Rhus tox. an.

Ein weiteres großes Anwendungsgebiet sind Hautausschläge: sie brennen, sind Ekzem-artig und neigen zur Schuppenbildung. Wenn Bläschen vorhanden sind, liegen diese auf geröteter Haut und jucken. Erst ist der Blaseninhalt wässrig-klar, im weiteren Krankheitsverlauf kann er zu eitern beginnen. Im Bläschenbereich brennt die ganze umgebende Hautzone. So hilft es auch bei Herpesausschlag oder der Gürtelrose und Windpocken.

Bei einer Augenentzündung mit eitrigem Ausfluss und geschwollenen, entzündeten, verklebten Lidrändern sowie Lichtscheu kann man unter ärztlicher Kontrolle eine Therapie ohne Antibiose versuchen; diese sollte mit Calendula Augentropfen oder Echinacea /Quarz Augentropfen kombiniert werden. (nicht länger als max. 2 Tage, dann Antibiose)

Werden Kopfschmerzen durch einen

Wetterumschwung oder Zugluft ausgelöst und von Nackensteifigkeit und motorischer Unruhe begleitet, ist Rhus tox. das Mittel der Wahl. Man kann es in diesem Fall sehr gut mit Magnesium phosphoricum kombinieren.

Rinupret Pflegenasenspray Bionorica

Dieses Nasenspray enthält eine hypertone Meersalzlösung, Eucalyptusöl und Aloe vera.
Die hypertone („falsch konzentrierte") Lösung zieht aus den Schleimhäuten das Zuviel an Flüssigkeit heraus, was für das Anschwellen verantwortlich ist.
Eukalyptusöl wirkt erfrischend und belebend, Aloe vera pflegt die strapazierte Nasenschleimhaut.
So wird die Nase wieder frei, man kann befreit durchatmen und pflegt die Schleimhäute.
Es kann sowohl akut als auch dauerhaft ohne Bedenken angewandt werden.

Rosatum Heilsalbe WALA

Wichtige Bestandteile sind: Silicea (Siliciumdioxid), Geranii aetheroleum (Geranienöl), Rosae aetheroleum (Rosenöl).

Eine effektive Heilsalbe bei rissiger und trockener Haut: bei rissigen Fingern, nach Fremdkörperentfernung (z.B. Splitter oder Dornen), bei Ekzemen mit und ohne Juckreiz, Neurodermitis und Neigung zu Pilzbefall.
Silicea stärkt die Abgrenzung des Körpers gegen

seine Umwelt und dämpft die entzündliche Überaktivität.

Rosen- und Geranienöl sorgen dafür, dass sich die gelockerte Empfindungsorganisation wieder in den Stoffwechsel- und Ausscheidungsprozess eingliedert.

Sabadilla

Sabadillsamen, Läusekörner

Hier stehen folgende Symptome im Vordergrund: Unruhe, Angst und Schreckhaftigkeit. Der Mensch ist nervös und furchtsam und lässt sich leicht aufregen. Es herrscht eine irrige Vorstellung zur eigenen Person vor, die nicht der Realität entspricht. Weiter besteht eine Neigung zur Hysterie.

Im Sinnesbereich findet man eine Geräuschüberempfindlichkeit und eine Intoleranz allem Kaltem gegenüber, sie frösteln leicht und alles Kalte-egal ob Außentemperatur, Essen, Getränke oder ähnliches – wird mit sofortigem Frösteln beantwortet.

Im Bereich des Kopfes finden wir Schwindel mit Schwarz-vor-Augen- werden und begleitenden Ohnmachtsgefühlen sowie Kopfweh und Schlaflosigkeit nach zu viel Denkanstrengung.

Auffällig ist auch ein Heißhunger auf Süßigkeiten und Mehlspeisen.

Sanguinaria

Kanadische Blutwurzel

Dies ist ein rechtsseitiges Mittel mit deutlichem Schleimhautbezug, welches bei vasomotorischen Störungen mit Blutfülle und Brennen angezeigt ist.
Es hilft bei Kopfweh durch Sonne, das sich von hinten nach vorn zieht und über den Augen festsetzt; die Augen brennen. Manchmal kommt es auch zu blitzartigem Hinterkopfschmerz.
Im Bereich des Gesichtes treten neuralgische Schmerzen auf, die sich vom Oberkiefer in alle Richtungen strahlenförmig ausbreiten.
Es kommt zu Ohrenschmerzen, die von Kopfschmerzen begleitet werden.
Auf den Bewegungsapparat bezogen zeigen sich rheumatische Schmerzen in rechter Schulter, linker Hüfte und Nacken. Parallel findet man brennende Fußsohlen und Handinnenflächen.

Spagyrisches Zellrecycling

Der Japaner Yoshinori Ohsumi (Nobelpreis für Medizin 2016) hat die genetischen Grundlagen der lebenswichtigen Müllabfuhr in den Körperzellen erforscht. Zellen haben die Fähigkeit, sich selbst in ihre einzelnen Bestandteile zu zerlegen, die der Organismus dann in der Folge teilweise wiederverwertet. Dieser als Autophagozytose benannte Vorgang ist das Transportsystem der Zelle, welches den zellulären Abfall erkennt, verpackt und zu den zelleigenen Müllverbrennungsanlagen, den Lysozymen bringt. Dieser Vorgang dient vor allem dem Schutz der Zelle, indem er verhindert, dass sich Zellgifte ansammeln. Auch Fehlentwicklungen innerhalb der Zelle können durch diesen Vorgang beeinflusst werden. Ist dieser Vorgang blockiert, erstickt die Zelle buchstäblich an ihren eigenen Abfallprodukten. Dies wiederum kann dann zu Erkrankungen unterschiedlichster Art führen.

Der Recyclingvorgang dient auch dazu, Viren und Bakterien abzuwehren und ist somit ein wichtiger Bestandteil der körpereigenen Immunabwehr.

Das Zellrecycling – Konzept besteht aus 2 bis 3 spagyrischen Mischungen: Reinigung + Aufbau + Basis

Reinigung: Diese Mischung unterstützt den inneren zellulären Abtransport, so dass z.B. Umweltgifte, toxische Belastungen, Nahrungsmittel, Medikamentenreste u.v.m. ausgeschieden werden.

Aufbau: Diese Mischung unterstützt die einzelnen Organe in ihren Funktionen wie z.B. Wiederverwertung, Abtransport, Ausscheidung.

Basis: Diese Mischung wirkt aufbauend und harmonisierend gerade im seelischen Bereich, um den Belastungen der Ausleitung und Entgiftung standhalten zu können.

Die Einnahme ist sehr einfach: Reinigung und Aufbau werden im wöchentlichen Wechsel vollzogen, indem täglich 20 Tropfen in 1 Liter stillem Wasser getrunken werden, gleichmäßig verteilt über den Tag.

Die Basismischung ist ein klassisches spagyrisches

Spray und wird mit 3 – 5 x 3 Sprühstößen pro Tag dazu genommen.

Die gesamte Kur geht über 8 Wochen und sollte optimalerweise 2 mal im Jahr durchgeführt werden.

Wenden Sie sich an Ihre Spagyro- Apotheke unter www.spagyro.de oder
www.aphsan.de

Sulfur

Schwefel

Sulfur ist in erster Linie ein Hautmittel; alle Symptome gehen mit allgemeinen Hitzegefühlen, Brennen und Jucken einher. Gut erkennbar sind folgende Merkmale: trockene, harte Haut und Haare, rote Körperöffnungen (besonders leuchtend rote Lippen!), ein Leeregefühl im Magen gegen 11.00 Uhr morgens, Katzenschlaf und eine Abneigung gegen Wasser und das Stehen.

Sulfur ist oft Mittel der Wahl, wenn ein gut ausgesuchtes Mittel nicht anschlägt, es fungiert dann als eine Art Katalysator.

Sulfur-Menschen sind meist vergesslich, dünn und reizbar, sie haben viele Illusionen und neigen zur Selbstsucht.

Die Kopfhaut ist trocken mit Haarausfall und sie juckt.

Die Nasenschleimhäute sind trocken und borkig, meist besteht ein chronischer Katarrh und Polypen. Morgens kommt es zu einem bitteren Geschmack im Mund, die Lippen sind leuchtend rot (s.o.).

In Bezug auf Essen herrscht entweder völlige Appetitlosigkeit oder Heißhunger; diese Menschen trinken viel und essen wenig, haben ein großes Verlangen nach Süßem und sind stark übersäuert. Der Stuhl ist hart, oft mit erfolglosem Stuhldrang; Kinder haben oft sogar Angst vor dem Stuhlgang. Der Anus ist gerötet und juckt, es gibt Hämorrhoiden. Der Harndrang ist plötzlich und eilig, oft auch in der Nacht.

Sie leiden unter Atembeschwerden mit Stimmlosigkeit und viel Schleimrasseln, die Fenster müssen immer weit geöffnet sein.
In der Nacht brennen die Fußsohlen und Handinnenflächen. Weitere Probleme des Bewegungsapparates sind Ganglien sowie steife Knie- und Fußgelenke.

Der Schlaf ist unruhig mit lebhaften Träumen oder ein Katzenschlaf (viele kleine oder größere Nickerchen, von Wachphasen unterbrochen).

Die Haut ist trocken und schuppig, selbst kleinste Verletzungen eitern; es kommt zu Jucken, Brennen, Ausschlag oder Niednägeln (Risse am Nagelwall).

Für Sulfur ist die C12 eine gute Potenz, bei akuten

Hautsymptomen sollte man nur ganz niedrige Potenzen wählen (z.B. D6 oder LM-Potenzen), um eine Erstverschlimmerung zu vermeiden. Auch sollte man nicht zu häufig die Gaben wiederholen.

Urtica

Brennnessel

An der Haut beseitigt Urtica brennende Hitze, Ameisenlaufen und Jucken.
Der Ausschlag sieht so aus, als wenn man in eine Brennnessel gefasst hätte. Es steht eher das Brennen als das Jucken im Vordergrund. Es hilft bei einer Form von Lippenherpes mit Juckreiz und Hitzegefühl.
Seltener ist die Anwendung als Gichtmittel und bei Muschelvergiftungen.

Urtica comp. Globuli velati WALA

Wichtige Bestandteile sind: Urtica, Stannum met., Conchae

Die Einzelbestandteile wirken folgendermaßen:
Urtica (Brennnessel) hilft besonders bei akuten allergischen Hautreaktionen, die mit Nesselsucht einhergehen; besonders auch bei Kontaktallergie.

Stannum (Zinn) wirkt auf die entgleisten Bindegewebsprozesse bei einer Allergie im Hautbereich: Wassereinlagerungen mit Schwellung und Entzündung.

Conchae (Austernschalenkalk) reguliert den Lymphprozeß und reduziert die Gewebeschwellung. Daher ergibt sich die Anwendung bei Ekzemen (z.B. durch Stoffwechselstörungen), allergischen Hautrektionen und Juckreiz.

Viola

Stiefmütterchen

Der Hauptanwendungsbereich ist das Kinderekzem. Im Kopfbereich sind neben dem Ekzem oft geschwollene Drüsen zu finden. Ausschläge brennen und jucken besonders in der Nacht. Es sind dicke Borken, die dann aufreißen und zähes, gelbes Sekret absondern.
Die Gesichtshaut ist besonders nach dem Essen heiß und schwitzig.
Möglich ist die Anwendung sowohl in homöopathischer Form als auch als Teebeutelanwendung zum Abtupfen oder Teeaufguss zum Baden.

Vitamin C

Ascorbinsäure

- Antioxidans
- Mit Vit. E, Q_{10}, und Liponsäure an der Regeneration von Gluthathion beteiligt (Entgiftung)
- Immunsystem

- Kollagenbiosynthese, Gallensäurensynthese, Carnithinsynthese
- Histaminabbau
- Erhöhter Bedarf bei folgenden Medikamenten: Antazida, Omeprazol und Co, NSAR, Pille, Cortisone, Diuretika
- Erhöhter Bedarf im Alter, Leistungssportler, Stress, Schwangerschaft/Stillzeit, Trauma, Wachstum
- Erhöhter Bedarf bei folgenden Erkrankungen: KHK, Arthrose, Diabtes, Rheuma, Osteoporose, Rauchen, Stress, chron. Magen-Darm-Erkrankungen
- Symptome eines Mangels: Leistungsabfall, Reizbarkeit, Infektanfälligkeit, Zahnfleischprobleme, Depressionen, Muskelschwäche/-schmerzen, Wundheilungsstörungen
- Dosierung zur allgemeinen Prävention: 200-500 mg/Tag, therapeutisch bis 5 g/Tag; Dauergabe verschlechtert die Kupfer- und Selenaufnahme und verbessert die Eisenaufnahme

Zink

Zink ist ein wichtiger Bestandteil bei über 300 Stoffwechselbeteiligten in unserem Körper.
Seine Funktionen (Auszug):
- Kollagensynthese und Wundheilung (Akne)
- Schleimhautregeneration
- Immunkompetenz

- Bereitstellung von T-Lymphozyten
- Antioxidativ
- Beteiligt an allen Sinneserlebnissen: schmecken, Riechen, Hören, (Nacht-)sehen
- Hormonstoffwechsel (Zuckerstoffwechseln, Sexualhormone, Wachstumshormone, Dopamin)
- Männer: Reifung von Spermien, Testosteronsynthese
- Entgiftung von Blei, Cadmium und Kupfer

Empfohlener Bedarf 10 mg pro Tag bei Erwachsenen. Erhöhter Bedarf bei Sportlern, Vegetariern, Kortisontherapie, Antiepileptika oder der „Pille".
Einnahme nüchtern 2 Stunden Abstand zu den Mahlzeiten oder abends vor dem Schlafengehen.

Autorenportrait

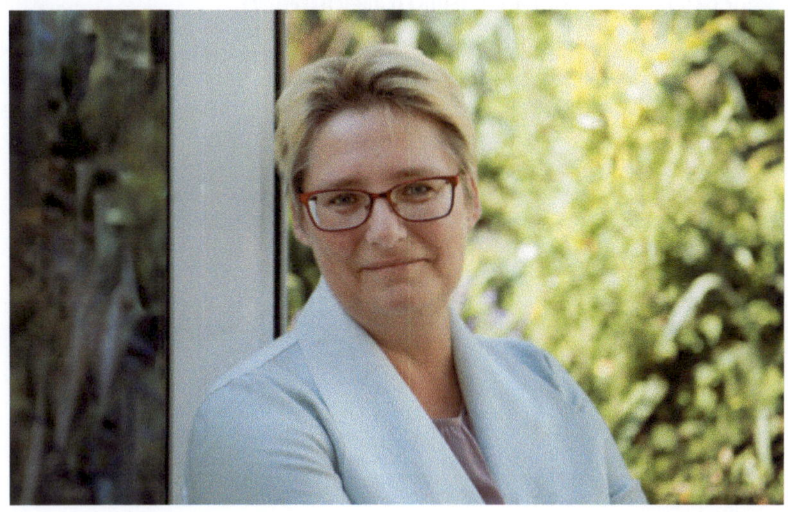

Heike Fabry arbeitet nach dem Studium der Pharmazie seit 1997 als selbstständige und angestellte Apothekerin. Seitdem bildete sie sich kontinuierlich in vielen Bereichen der Naturheilkunde fort. Intensives Studium der anthroposophischen Medizin, der Homöopathie und der Spagyrik sowie eine Ausbildung zur Stress- und Burnoutberaterin führen in Verbindung mit über 20 Jahren Berufs- und Beratungserfahrung (und noch viel mehr Lebenserfahrung) zu fundiertem Wissen. Dies gibt sie gerne seit 2006 in zahlreichen Coachings und

Seminaren an Laien und Fachleute mit viel Freude und Engagement weiter. Sie ist Autorin zahlreicher Ratgeber im Naturheilkundebereich.

Appetit auf mehr?

Lesen Sie einfach weiter…

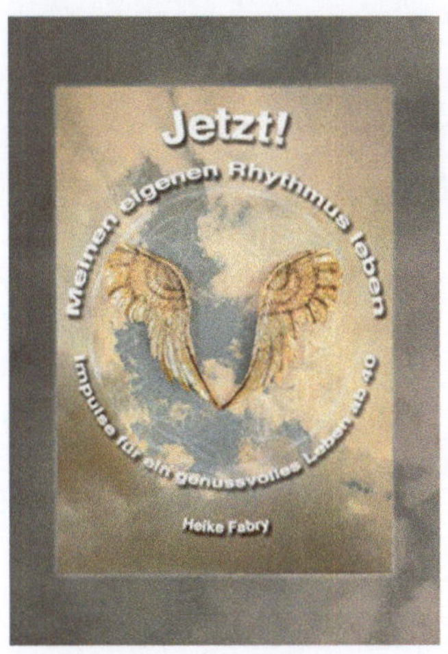

Leben Sie Ihren eigenen Rhythmus oder werden Sie gelebt?

Nur zwei Beine, kein flauschiges Fell, aber das Hamsterrad ist Ihnen wohlbekannt?

Im Außen, aber ganz besonders in Ihrem Innern?

Ein Alltag, der sich anfühlt, als würden Sie im Mixer des Lebens wild herumgewirbelt?

Gedanken, die Karussell fahren und Sie nicht zur Ruhe kommen lassen?

Zuwenig Rhythmus, Balance, Atmen, Pausen und Selbstfürsorge, dafür von allem anderen viel zu viel?

Jetzt! Schenkt Ihnen Impulse zum Nachdenken, Inne-halten, ausprobieren und mitmachen.

Bilder, Gedanken und Übungen zu diesen Themen sowie naturheilkundliche Mittel und Rezepte mit ätherischen Ölen helfen Ihnen, aus dem Hamsterrad heraus und wieder Ihre eigene Mitte zu finden.

So bekommt Ihr Leben Flügel, die sie dann in Ihrem eigenen Rhythmus leicht und beschwingt tragen!

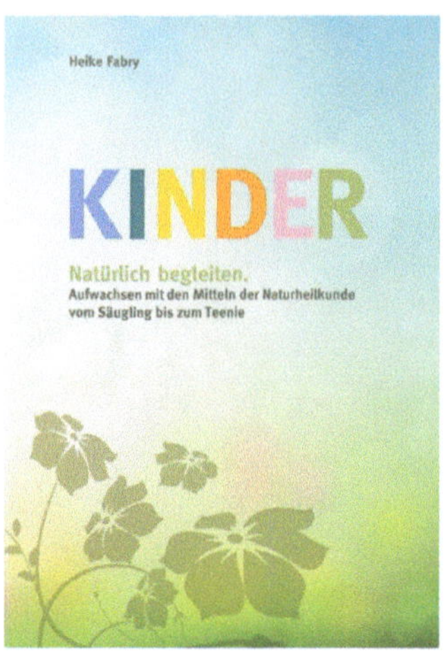

Unsere Kinder liegen uns ganz besonders am Herzen. Wir möchten Sie natürlich und unbelastet aufwachsen sehen und sie bestmöglich bis zum Erwachsensein begleiten. Infekte können nicht vermieden werden, sie gehören zur Entwicklung des Immunsystems und des ganzen Kindes dazu.

Die Naturheilkunde bietet viele Mittel und Methoden, um das Großwerden zu unterstützen und zu erleichtern.

Anthroposophische Medizin, Biochemie nach Dr. Schüßler, Homöopathie, Spagyrik, Pflanzenheilkunde und Wickel sind bewährte Methoden, den Körper und auch die Seele beim Gesundwerden und Wachsen zu unterstützen.

Dies Buch bietet sowohl ausführliche und verständliche Erklärungen der einzelnen Methoden, als auch ein umfassendes Mittelverzeichnis der einzelnen Mittel mit genauen Beschreibungen. Die Erklärungen zum Thema Wickel und genaue Anleitungen zu den häufigsten Wickeln sowie allgemeine Ausführungen zu den homöopathischen Kindertypen runden das Werk ab.

Die langjährige Erfahrung der Autorin mit naturheilkundlichen Therapieverfahren sowie die praktische Erfahrung mit ihren eigenen drei Kindern machen dieses Buch zu einem wertvollen Begleiter für alle Familien mit Kindern.

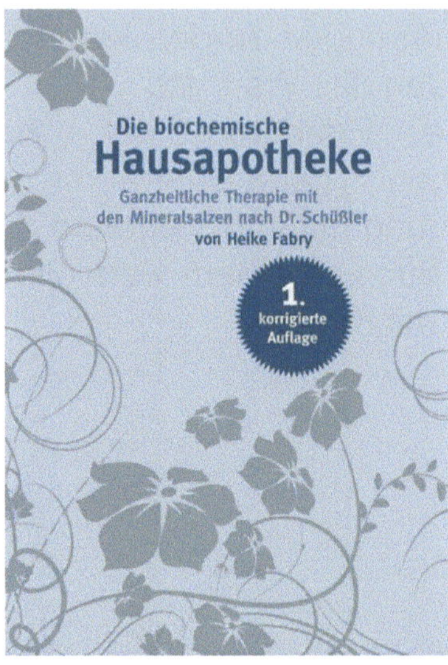

Schüßler Salze sind in der heutigen Zeit buchstäblich in aller Munde. Dieser Ratgeber gibt ihnen einen ausführlichen Überblick über die innerliche und äußerliche Anwendung der 12 biochemischen Funktionsmittel nach Dr. Schüßler, erläutert aber auch die neueren Ergänzungsmittel bis Nr. 27.
Für gängige Beschwerdebilder liefert er eine Auswahl dafür geeigneter Salze sowie Kur-Vorschläge. Nicht zu kurz kommen dabei die Erläuterungen zu Dosierungen und Kombina-tionsmöglichkeiten mit anderen naturheilkundlichen Methoden.

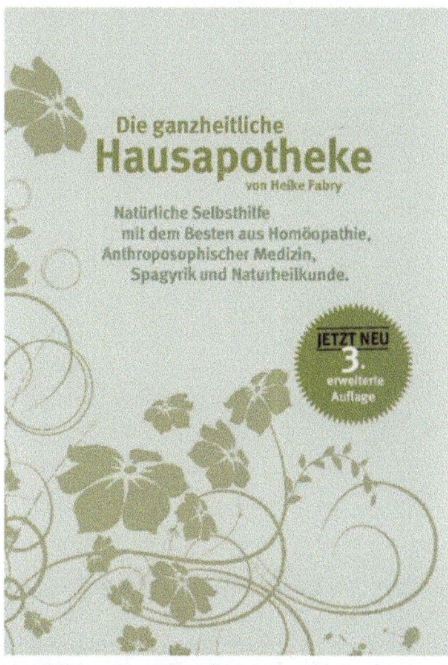

Die ganzheitliche Hausapotheke ist aus der langjährigen Praxis der Autorin entstanden. Der Leser – egal ob Laie oder Fachmann – wird kurz und sicher von der Erkrankung zum passenden Mittel geführt. Durch das breite Repertoire aus Homöopathie, Anthroposophischer Medizin, Biochemie, Spagyrik und Naturheilkunde steht dem Leser ein umfangreiches Therapiearsenal zur Verfügung.

Ergänzt wird das Werk durch ein ausführliches Kapitel zum Thema Wickel und Auflagen sowie nützliche Teerezepturen für viele Gelegenheiten. Diese einmalige Kombination macht es besonders wertvoll für alle, die nach naturheilkundlichen Alternativen für die häufigsten Erkrankungen des Alltags suchen.

Jetzt in der überarbeiteten 3. Auflage: erweitertes und aktualisiertes Mittelverzeichnis und Spagyrische Mischungen.

Naturheilkundliche Unterstützung bei allergischen Erscheinungen

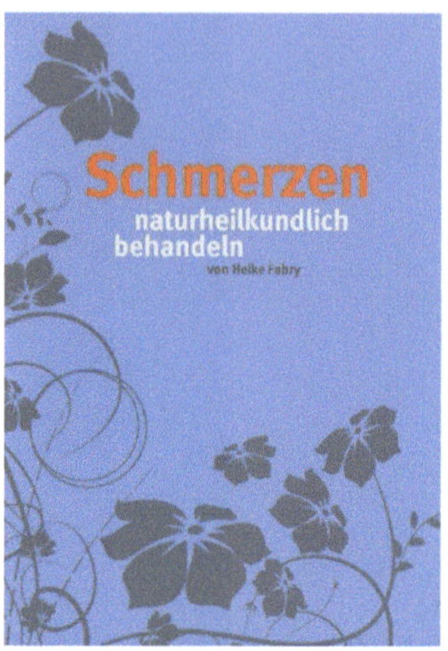

Dieses Buch ist aus meiner praktischen Arbeit in der Apotheke entstanden. Immer mehr Schmerzpatienten suchen nach Ergänzungen oder Alternativen zur schulmedizinischen Schmerz-therapie. Ihr Wunsch ist es, ihre Lebensqualität wieder zu steigern und langfristig zu sichern. Beide Methoden widersprechen sich nicht, sondern ergänzen sich zum Wohle des Patienten. Diese Erkenntnis setzt sich immer mehr durch.

Dieses Buch richtet sich sowohl an Laien als auch an Fachpersonal. Der Weg von der Symptomatik zum passenden Mittel ist leicht nachvollziehbar. Durch das breite Angebot unterschiedlicher Methoden ist es eine einmalige Kombination, die nahezu jedem einen naturheilkundliche Alternative für seine Fragestellung bietet.

Der allgemeine Teil bietet eine fundierte und dennoch leicht verständliche Einführung für den Laien. Dabei werden die unterschiedlichen Methoden von klassischer

Naturheilkundliche Unterstützung bei allergischen Erscheinungen

Homöopathie über Biochemie, anthroposophischer Medizin, Pflanzenheilkunde und Spagyrik bis zu alten Hausmitteln dargestellt.

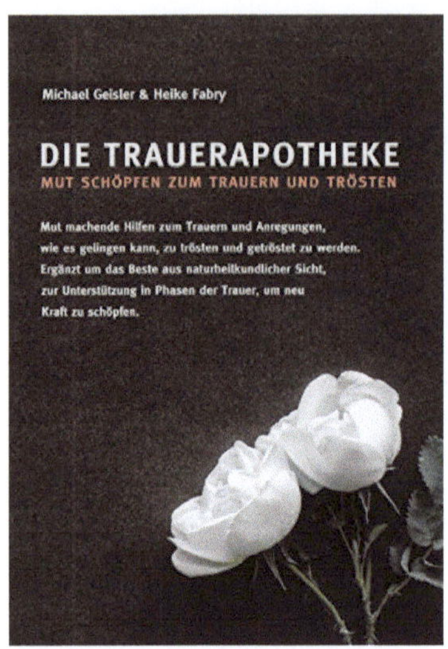

„Es gibt Wege, die sollte niemand alleine gehen müssen!"
Diesen Gedanken füllt Trauerbegleiter Michael Geisler in seinem Buch mit Leben.

Trauern ist seelische Schwerstarbeit. Kraftquellen brauchen auch die, die trösten.

Was ist Trauer und wie gehen wir damit um?

Welche naturheilkundliche Unterstützung gibt es auf diesen Wegstrecken.

Diese und andere Fragen werden praxisnah beantwortet.

Tipps, Gedichte und Fotographien laden ein, der eigenen Trauer zu begegnen.

Anregungen aus dem naturheilkundlichen Bereich, dargestellt von Heike Fabry, naturheilkundecoach, vervollständigen diese Trauerapotheke.

Pastor Michael Geisler ist als Trauredner und Trauerbegleiter tätig. Heike Fabry ist Apothekerin und Naturheilkundlerin als Beruf und aus Berufung.

Naturheilkundliche Unterstützung bei allergischen Erscheinungen

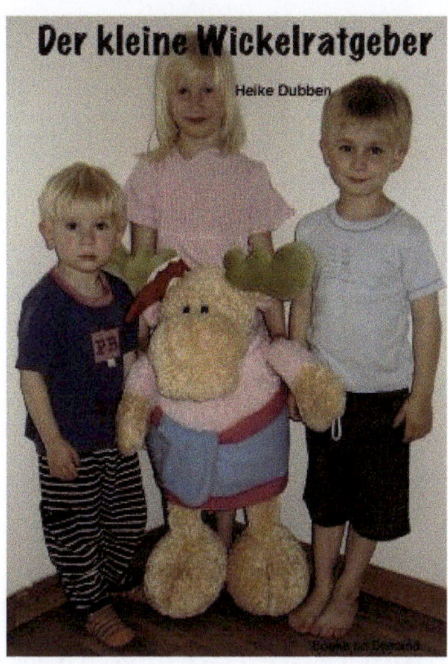

Wickel und Auflagen waren über lange Zeit fester Bestandteil der Therapie. Wie viele andere Verfahren der Erfahrungs- und Naturheilkunde sind sie weitgehend in Vergessenheit geraten.
Die Autorin stellt bewährte Rezepte vor, wie Alltagsbeschwerden mit günstigen Hausmitteln gelindert werden können. Bebilderte Anleitungen zeigen die korrekte Anlage von Wickeln und Auflagen.
Entdecken Sie auch für sich und Ihre Familie diese uralte Heilmethode neu!

Naturheilkundliche Unterstützung bei allergischen Erscheinungen

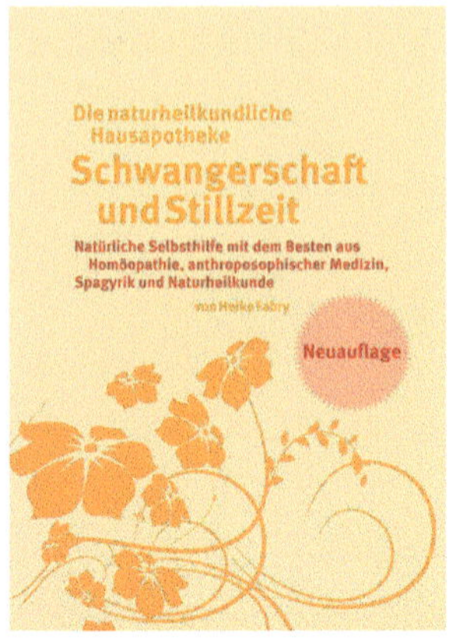

Schwangerschaft und Stillzeit sowie die wunderschöne Zeit mit dem Neugeborenen sollte jede Frau unbelastet und glücklich erleben. Aber in manchen Fällen kann es durch die Hormon-umstellung oder andere Umstände zu Beschwerden kommen, die diese Zeit belasten. Mit natürlichen Mitteln können viele Beschwerden gelindert werden, ohne Mutter und Kind zu belasten.
Die Autorin stellt verschiedene Methoden der Naturheilkunde wie z.B. Anthroposophische Medizin, Biochemie nach Dr. Schüßler, Homöopathie, Spagyrik und Pflanzenheilkunde vor. Diese werden ergänzt durch Mittelvorschläge zur Linderung der häufigsten Beschwerden in Schwangerschaft und Stillzeit. Mit einem umfangreichen Mittelverzeichnis und einem Vorschlag zu einer natürlichen Hausapotheke für Familien mit Kindern bereichert dieses Werk jeden Haushalt.
Die langjährige Erfahrung der Autorin mit naturheilkundlichen Therapieverfahren sowie die praktische Erfahrung mit ihren drei Kindern machen

Naturheilkundliche Unterstützung bei allergischen Erscheinungen

dieses Buch zu einem wertvollen Begleiter vor und nach der Geburt.

Naturheilkundliche Unterstützung bei allergischen Erscheinungen

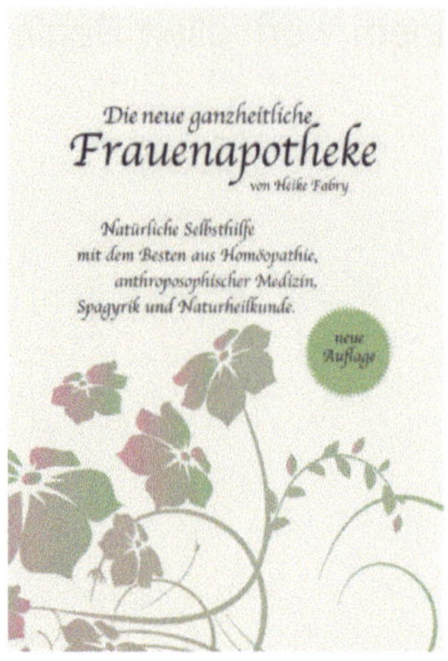

Egal ob Wechseljahre oder Pubertät, beides können herausfordernde Zeiten im Leben einer Frau sein. Dieses Buch bietet Ihnen Unterstützung und Alternativen/Ergänzungen zu Hormonen und Co.

Die Autorin beschreibt aus ihrer langjährigen Praxis naturheilkundliche Mittel zu den wichtigsten Frauenleiden. Die Leserin - egal ob Laie oder Fachfrau - wird auf umsichtigem Weg zum richtigen Mittel geführt.

Das breite Repertoire aus klassischer und Komplexhomöopathie, Anthroposophischer Medizin, Biochemie nach Dr. Schüßler, Spagyrik und Pflanzenheilkunde stellt der Leserin zahlreiche Optionen zur Verfügung.

Ergänzt wird das Werk durch Kapitel zu Körperanwendungen, Wickel, Auflagen, Körperölen, Bädern

Naturheilkundliche Unterstützung bei allergischen Erscheinungen

und Teerezepturen.

Diese einmalige Kombination macht es zu einer wertvollen Hilfe für alle Frauen, die im Einklang mit ihrem Körper nach ganzheitlichen Lösungen bei den häufigsten Frauenbeschwerden suchen.

Neu in dieser Auflage: Spagyrische Emotionsmittel zur Stabilisierung der Seele, stark erweiterter Teil zum Thema Wechseljahre, handgezeichnete Pflanzenportraits.

Naturheilkundliche Unterstützung bei allergischen Erscheinungen

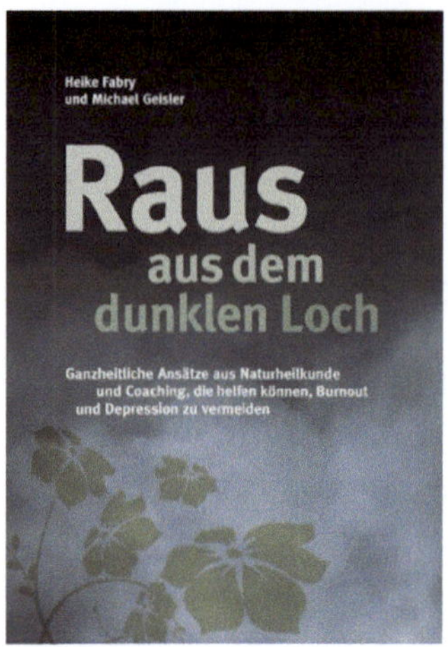

Jeder von uns hat bestimmt irgendwann einmal mit den Themen Angst, Erschöpfung oder Schlaflosigkeit zu tun gehabt.

Nicht bei allen endet es in den Diagnosen Burnout oder Depression, warum nicht?

Wir haben im Laufe unseres Lebens individuelle Strategien entwickelt, den Alltag zu bewältigen, mit Überlastungen umzugehen, Herausforderungen Stand zu halten.

Leider ist es gesellschaftlich so, dass nicht körperlich sichtbare Erkrankungen wie die Depression oder auch nur Befindlichkeitsstörungen aus diesem Bereich, nicht wahrgenommen oder als solche akzeptiert werden. Keiner käme aber auf die Idee, mit einem gebrochenen Bein ohne Hilfsmittel durch die Gegend zu hüpfen.

Naturheilkundliche Unterstützung bei allergischen Erscheinungen

Auch bei seelischen Problemen und Befindlichkeitsstörungen sollten die möglichen Hilfsmittel ohne Scheu angenommen werden. Denn insbesondere hier kann man mit Naturheilkunde viel erreichen und unterstützend bewirken. Die Lebensqualität kehrt zurück. Der Alltag ist wieder zu bewältigen. Bewältigungsstrategien aus dem Coaching helfen dabei zusätzlich.

Dieses Buch soll Ihnen Ansätze aus unterschiedlichen Bereichen aufzeigen, rechtzeitig den Ausstieg aus dem Teufelskreis von Angst, Erschöpfung und Schlaflosigkeit bis hin zum Burnout, gegebenenfalls Depressionen zu finden.

Es zeigt gangbare Wege auf, um wieder ein lebenswerteres Leben zu führen. Neben einer kurzen Einführung in die Thematik, finden Sie hier praktisch umsetzbare Anregungen aus verschiedenen Bereichen. Entspannungsübungen sowie Impulse aus dem Coaching, und insbesondere naturheilkundliche Mittel aus den Bereichen der klassischen und Komplex-Homöopathie, sowie Impulse aus der anthroposophischen Medizin, der Biochemie nach Dr. Schüssler, der Spagyrik, der Pflanzenheilkunde und der orthomolekularen Medizin.

Dieses Buch erscheint 2021 in einer komplett überarbeiteten Fassung!

Naturheilkundliche Unterstützung bei allergischen Erscheinungen

Naturheilkundliche Unterstützung bei allergischen Erscheinungen

Naturheilkundliche Unterstützung bei allergischen Erscheinungen